Renske Schut

Mais sobre a Misofonia

Um distúrbio desconhecido, mal compreendido e que frequentemente atrapalha a vida

Edição adaptada e revisada em português (pt-BR) da versão inglesa *"More About Misophonia" (2020)*, do livro holandês original *"Meer over Misofonie"* (2018).

Arte da capa: Renske Schut
Tradução e adaptação: Taira Monezzi
Revisão de texto: Sergio Alves Cardoso

Argentum Publishing House

distúrbio!"
Mw. M. Van Drunen, crítico literário de Hebban

"Este livro abriu um mundo para mim, mas especialmente para minha esposa. Ela costumava me dizer para agir como adulto ou apenas me concentrar em outra coisa. Nós nos damos muito melhor agora que ela tem mais compreensão sobre a doença."

Índice

Capítulo 3: Tratamentos — p. 141

Capítulo 4: Dicas, truques e recomendações — p. 147

Capítulo 5: Pesquisa — p. 175

Introdução

"Eu nunca vou ao cinema, é impossível e insuportável. O motivo: hipersensibilidade a certos sons, especialmente sons de mastigação. Acontece que esta coisa tem um nome, amigos do Facebook gentilmente me indicaram a direção certa: misofonia. Uma categoria dentro das classificações de transtornos de ansiedade. Na mosca! E ao que parece não sou a única.

Misofonia significa literalmente 'ódio ao som'. Os misofônicos, depois de ouvir certos sons, experimentarão sentimentos negativos muito fortes, como raiva extrema, ódio ou horror. Como uma típica misofônica, posso garantir isso! Quando menina, eu costumava enfiar os dedos nos ouvidos enquanto comia com minha família, porque meu pai estava curtindo sua refeição - de forma audível. Maçãs e batatas chips são - como meus filhos sabem - proibidos dentro de uma distância em que possam ser ouvidos. Caso contrário, eu fico bem chateada, para dizer o mínimo. Fazer compras no supermercado é outra coisa, todos, todos mesmo, estão manuseando embalagens plásticas. Alguns mais empolgados do que outros, mas sempre tem o barulho das embalagens. Ou então alguém de muito bom humor está assobiando. Eles têm que morrer!

Baldes de pipoca, sacos de batatas fritas e saquinhos de doces
Eu jurei que não iria mais ao cinema há muito tempo. Minha última tentativa foi há alguns anos, fui com meu filho mais novo ver o filme Ted, por me sentir culpada e em um momento de fraqueza. Uma escolha questionável de filme, mas isso não é relevante agora. Eu estava orgulhosa de mim mesma! O que não demorou muito para desaparecer... O cinema estava enchendo rapidamente, baldes de pipoca, sacos de batatas fritas e embalagens de doces, em um desfile. Eu não esperava isso até depois do intervalo. Terror! 'Sem pausa',

disse o meu filho mais novo, 'isso é pré-guerra, mãe'. Do outro lado, ao meu lado, estava sentado um jovem, com um saquinho cheio de doces. E sério, o doce favorito dele estava no fundo do saquinho, e o saquinho era bem comprido. Nem vi o Ted ...."

Este é um trecho de um artigo que escrevi para uma revista online em 2016. Recebi muitas reações de pessoas que se identificaram com a história e de pessoas que falavam da atitude. A misofonia havia se tornado uma moda na internet, quase todas as pessoas que se incomodavam com sons de alguma forma se autodenominavam misofônicas. Por outro lado, os céticos descredibilizaram totalmente a misofonia.

Minha atenção foi despertada! Aparentemente eu não era a única pessoa que enlouquecia com certos sons, mas quase não havia material científico disponível sobre isso.

É um fato concreto que a misofonia existe há muito tempo, mas só foi descrita como um distúrbio recentemente. Na época em que escrevi o artigo, ela ainda era classificada como transtorno de ansiedade. Ainda não se sabe se o transtorno tem origem psiquiátrica ou neurológica e, do ponto de vista científico, muito pouco foi descrito. Portanto, ainda não se sabe muito sobre ela. O que está claro, entretanto, é que a misofonia tem consequências importantes para quem sofre com ela e, certamente, para aqueles que estão ao seu redor.

Ter misofonia, mas também conviver com um misofônico, está longe de ser simples. O truque é não levar suas explosões emocionais e "o olhar" para o lado pessoal. Afinal, as emoções fortes não são pessoais, elas são o resultado de reflexos. Pessoas com misofonia não optam por ficar com raiva, elas sofrem de uma emoção reflexa que é acionada automaticamente, elas não podem ignorar os gatilhos e simplesmente não podem "não reagir". Essas pessoas não podem escolher não ficar com raiva! A misofonia é, portanto, uma condição (e limitação) real e séria.

Com este livro, juntei o máximo de informações possíveis sobre a misofonia. Histórias de experiências de misofônicos e seus entes queridos que tornam claro o impacto da doença, além de dicas e truques que podem proporcionar algum alívio. A misofonia é desconhecida e mal compreendida por muitos. Com "Mais sobre a Misofonia", espero trazer compreensão para as pessoas que sofrem com ela, mas também para seus entes queridos que sofrem junto.

Renske Schut

Capítulo 1: O que é misofonia?

Você já teve vontade de esganar alguém comendo uma maçã do seu lado? Desejou que aquela pessoa mascando goma de mascar por perto se engasgasse com ela? Gente que faz barulhinhos com a boca te faz querer que eles desapareçam do planeta? Mesmo se forem pessoas queridas, como familiares, amigos e colegas de trabalho? Se sua resposta for "sim", então pode apostar que você tem misofonia!

Toda pessoa com misofonia experimentará sentimentos extremos de raiva, aversão ou ódio ao ouvir sons inocentes, como os sons de mastigação, espirros e o barulho de alguém sugando um canudinho. Esses sons são insuportáveis para quem tem essa condição e com frequência os levam ao limite. Na maioria das vezes essa raiva é acompanhada por pensamentos agressivos. Cenas de violência e até mesmo morte em relação ao causador do som são um tipo comum de pensamento na mente misofônica.

Não há remédio
Infelizmente, não existem medicamentos para a misofonia. Pessoas com essa condição não conseguem controlar ou amenizar suas reações. Eles não têm escolha, os gatilhos simplesmente aparecem! Além disso, a audição de uma pessoa com misofonia não é anormal quando comparada à audição de pessoas sem a doença, portanto, não é um distúrbio otorrinolaringológico.

Em muitas situações, todos ficam incomodados com barulhos causados por outros, ninguém gosta do famoso som de unhas arranhando uma lousa ou, às vezes, todos nós desejamos que o vizinho barulhento que está sempre usando a furadeira suma do mapa!

No entanto, tais reações não são nada comparadas à reação emocional e descomunal a certos sons que pessoas com misofonia sentem.

É uma ideia comum de que a misofonia se manifesta de forma igual em todos que sofrem com ela, mas este não é o caso. Existem as seguintes diferenças:

- A idade inicial;
- O grau em que a doença se manifesta;
- O tipo de som e o número de sons que geram emoções reflexas;
- As reações físicas.

Ódio pelo som

A palavra misofonia origina-se do grego misos (ódio) e phónè (voz, som). Não é tanto um ódio por sons gerais, mas sim por sons específicos, principalmente aqueles produzidos por humanos, como:

- Mastigar, engolir, morder, chupar os dentes;
- Sons de respiração, tosse, ronco, assoar o nariz;
- Pessoas assobiando, cantando ou cantarolando;
- Cliques (caneta, relógio, teclado, mouse);
- Barulho de embalagens plásticas ou salgadinhos sendo abertos;
- Saltos batendo no chão.

🐦Eu odeio amendoim japonês. E todos que mastigam parecendo um hipopótamo, como se fosse o último dia na Terra! #misofonia

🐦Está claro que eu amaldiçoo quem assobia com coceira eterna e pisar descalço em bloquinhos de Lego? #misofonia

🐦Cala a boca, cala a boca, cala a boca! #misofonia #soltandoafera

Gatilhos

Os sons específicos que provocam essa resposta emocional intensa são chamados de gatilhos.

Quase todas as pessoas com misofonia ficam incomodadas principalmente pelos sons produzidos pela boca e garganta dos outros. Todo misofônico tem seus próprios gatilhos, algumas pessoas têm poucos, outras, muitos! Uma lista completa de todos os sons específicos é, portanto, quase impossível.

O número de gatilhos pode aumentar. Quando um som ocorre ao mesmo tempo que um som de gatilho ou quando você ainda está irritado com um som anterior, um novo gatilho pode surgir. O mesmo vale para gatilhos visuais.

Fenomenologia, comorbidade e amostragem em larga escala

Pesquisadores holandeses da UMC de Amsterdã estudaram 575 pacientes encaminhados por médicos de clínica geral de 2013 a 2017 (idade média: 34 anos; 69% mulheres), a maior pesquisa de misofonia já realizada. Dos participantes, 96% relataram sofrer gatilhos por sons de mastigação, 85% por sons nasais ou respiratórios e 73% por sons de batidas repetitivas. Gatilhos visuais aumentam a reatividade. 76% dos pacientes passam pelo menos uma hora por dia evitando gatilhos (> 8 horas por dia, 9%), na maioria das vezes se afastando da causa do gatilho, ouvindo música ou, para 86%, usando protetores auriculares. Transtornos de eixo I de DSM-IV (sistema diagnóstico e estatístico de classificação dos transtornos mentais) foram encontrados em 28% (mais comumente, depressão, 7%; Transtorno Obsessivo-Compulsivo [TOC], 3%; Transtorno de Déficit de Atenção [TDAH], 5%; Transtorno do Espectro Autista [TEA], 3%), e transtornos do eixo II foram encontrados em 5%. Traços de personalidade obsessivo-compulsiva foram encontrados em 24%, e 66% tinham pontuações de perfeccionismo em escala clínica. Problemas médicos gerais foram relatados por 24%. Apenas 1% foi diagnosticado com hiperacusia e 2% com acufeno (zumbido). De 109 pessoas que realizaram audiogramas, 97% tinham audição normal.

Em suma, os pesquisadores afirmam que a análise e amostragem em larga escala confirmam que a misofonia é um transtorno psiquiátrico distinto, caracterizado por uma intensa reação emocional de irritação, raiva e muitas vezes aversão, provocada por estímulos auditivos, visuais ou sensoriais específicos predominantemente induzidos por outra pessoa, resultando em inquietação e subterfúgio (fonte científica 1.).

Han (56)
"Às vezes, sinto que a misofonia está piorando. De repente, ouço um novo som que me deixa com raiva. Eu costumava caminhar com minha esposa à noite durante anos, mas subitamente isso acabou, porque achei que o barulho dos passos dela estava mais alto. Desde então não caminhamos mais."

As origens da misofonia

A misofonia é um distúrbio neurológico ou psiquiátrico? Pesquisadores e profissionais em todo o mundo discordam sobre a classificação. De acordo com os especialistas da UMC* de Amsterdã (Centro Médico da Universidade de Amsterdã), a misofonia é um transtorno psiquiátrico (fonte científica 2), e vários pesquisadores americanos consideram-na um distúrbio neurológico isolado (fonte científica 3).

* O antigo AMC (Centro Médico Acadêmico em Amsterdã) e o VUmc se fundiram em 7 de junho de 2018. A partir dessa data, os hospitais continuam com o mesmo nome: UMC de Amsterdã (Centros Médicos Universitários).

O Condicionamento Clássico (aprender por meio de associações) tem um papel importante no desenvolvimento da misofonia. Significa que, quando duas coisas acontecem ao mesmo tempo, ambos eventos são conectados no cérebro. Isso foi descrito pela primeira vez no experimento com cães de Pavlov (Ivan Pavlov, 1849 - 1936), que se tornou mundialmente famoso por meio dessa experiência. Pouco antes de alimentar os cães, ele tocava uma campainha. Após várias sessões, os cães começaram a produzir saliva assim que ouviam o sino. A essa altura, eles haviam sido condicionados de tal maneira que o toque do sino significava que seriam alimentados em um futuro previsível. A reação Pavloviana típica é a de que não se trata de associações aprendidas conscientemente, mas sim de associações que seu cérebro aprende por conta própria. Com a misofonia, parece que estamos lidando com um reflexo condicionado Pavloviano: os misofônicos também são de certa forma condicionados, pois vinculam um evento específico a sons específicos.

Tanto o cérebro humano quanto os dos animais são extremamente bons em fazer associações. Um ensopado de frango estragado, por exemplo, pode ser o suficiente para nos fazer nunca mais querer comer ensopado. Porque se você tentar comer, seu cérebro dirá que vai passar mal! Fazer essas associações é importante para a sobrevivência de humanos e animais, até vermes que têm apenas 302 células nervosas, são capazes de fazer associações.

Outros especialistas acreditam que a misofonia está dentro do Transtorno de Processamento Sensorial (TPS) (fonte científica 4). Se trata de uma condição em que os sentidos não processam os estímulos do ambiente de maneira adequada, o que também dificulta o processamento adequado das informações e como reagir adequadamente.

Todavia, a misofonia não é (ainda) um transtorno psiquiátrico reconhecido no novo Manual Estatístico de Diagnóstico (DSM-V), o manual para classificação de transtornos mentais, ou na Classificação Internacional de Doenças (CID).

Ainda existem muitas incertezas sobre a misofonia, incluindo suas origens. Tanto homens quanto mulheres podem desenvolvê-la, sendo que a maioria dos pacientes desenvolve no início da puberdade. No entanto, há casos conhecidos de pessoas que apresentaram os primeiros sintomas muito antes ou muito depois e a doença geralmente se desenvolve gradualmente. Os sons durante uma refeição em família são frequentemente relatados pelos misofônicos como sendo os primeiros momentos em que notaram que algo estava errado.

Hereditariedade e características de personalidade

Uma pesquisa da UMC de Amsterdã mostrou que a misofonia também pode ser um fator hereditário (fonte científica 5). É comum ver múltiplas pessoas de uma mesma família sendo afetadas pela doença. Uma em cada três pessoas com misofonia tem um membro da família com as mesmas queixas, este membro da família também pode ser um parente de segundo ou terceiro grau. Portanto, parece que há sim uma predisposição genética quando se trata de misofonia.

Algumas características de personalidade também contribuem para o hiperfoco, isso inclui mais atenção aos detalhes, perfeccionismo, padrões elevados e ambição. Padrões rígidos e autoritários contribuem para o hiperfoco, pois você fica verificando a toda hora se alguém está aderindo aos seus padrões e, quanto mais elevados forem seus padrões e valores, com maior frequência você ficará irritado com pessoas que não os atendem.

Padrões rígidos costumam andar de mãos dadas com o perfeccionismo. Quando alguém é perfeccionista, sempre pensa que pode fazer melhor. Quando alguém faz essas exigências aos outros também, essa característica pode tornar a pessoa mais vulnerável à misofonia. O hiperfoco também pode ter sido algo adquirido ou ensinado pois, quando criança, constantemente lhe pedem para "comer direito", então um hiperfoco em relação aos sons de mastigação pode surgir.

Os misofônicos sofrem principalmente com seus entes queridos. Muitos pensam que isso se deve a conflitos nos relacionamentos, o que não é o caso. A razão pela qual os gatilhos se encontram principalmente no ambiente familiar tem a ver com o fato de estarem juntos a maior parte do tempo. Seus hábitos e sons são conhecidos e, portanto, sabe-se exatamente quando esperar um gatilho. Isso aumenta o hiperfoco e, consequentemente, a tensão.

Damiaan Denys e seus colegas da UMC de Amsterdã ganharam o Ig Nobel em medicina em setembro de 2020 por serem pioneiros na pesquisa sobre misofonia. Denys, professor da Universidade de Amsterdã e psiquiatra especializado em pacientes com ansiedade, transtornos compulsivos e impulsivos, foi inspirado por uma ex-paciente que ficava tão furiosa com pessoas que espirravam perto dela, que tinha vontade de matá-las.

Liam (52)
"Não sei exatamente quando começou a misofonia, eu sei que já a tinha quando estava no colégio. Lembro que as refeições comunitárias não eram fáceis para mim. Jantar com meus pais era um desafio! Meu pai fazia barulhos com a boca, minha mãe falava em torno de sua comida, contando histórias com a boca cheia. Um som insuportável! Como reação, eu a imitei. Eu realmente não entendia muito sobre seus hábitos alimentares. Eles quebravam as regras que você, quando criança, é forçado a seguir. E quando reagi, eles disseram: 'Liam, por que você está agindo tão estranho?"

Wouter Monden (37)
"Minha memória de irritação consciente com sons de mastigação remonta aos onze anos. Posso me ver sentado à mesa com meu pai e minha avó. Achava a maneira como eles comiam totalmente repulsiva, minha avó usava dentaduras

como desculpa, mas ainda assim era nojento. Muitas vezes saía da mesa furioso, correndo escada acima, batendo a porta. Ainda há uma rachadura na parede do meu quarto por causa disso.

Dos meus anos de escola secundária, lembro-me principalmente dos testes de audição. De alguma forma, eles sempre gravavam pessoas com o que eu chamaria de 'boca molhada'. Foi para lá que minha primeira atenção foi: quão molhada está a boca?"

Ursula (44)

"Lembro-me de como meu pai comia ovo quando eu era pequena. Ele colocava sal grosso nele e o triturava com a mandíbula! Meus ouvidos são muito sensíveis e há cerca de seis anos descobri que tem um nome: misofonia. Se eu olhar para isso de maneira racional, sei que há exagero na forma como reajo a certos sons, mas isso não significa que não existe mais.

Eu nunca vou sentar ao lado do meu pai, ele funga enquanto bebe café. Minha mãe e eu tentamos fazer piada com isso, fazendo gestos como se todos os papéis na mesa saíssem voando com o vento de seu nariz. E oh, aquele biscoito ..."

Wouter Monden (37)

"Também suspeito que meu irmão tenha misofonia. Ele dorme no sofá quando acha que sua namorada está dormindo muito pesado. Ele leu um artigo sobre mim e a misofonia no jornal e acabou se identificando."

Como já foi dito, relativamente pouco se sabe sobre a misofonia. Portanto, não é fácil fazer uma boa estimativa do número de pessoas que sofrem com isso. Muitas pessoas sofrem com o ruído ambiental, mas nem todo mundo sofre de forma extrema, como é o caso da misofonia. O cientista comportamental americano Tom Dozier afirma que pode ser que a misofonia ocorra com muito mais frequência do que pensamos (fonte científica 6). Com base nos resultados de estudos em pequena escala, conclui-se que o número de pessoas que sofrem de misofonia possa ser em torno de 15% da população.

A UMC de Amsterdã fez uma estimativa de que aproximadamente 5% a 7% da população sofre com o ruído ambiental, mas que uma porcentagem menor é, de fato, misofônica. Se você pesquisar na internet ou falar sobre isso em seu meio social, verá que este número pode ser bem maior.

Rob (53), parceiro de Renske
"Quando ela me contou sobre sua misofonia, eu não sabia o que era ou o que significava, nunca tinha ouvido falar antes. Cometi o erro de cravar deliberadamente os dentes em uma maçã. Nunca mais fiz isso! Sua reação foi completamente óbvia. Desde então, um mundo se abriu para mim, até porque ela estudou e fala muito sobre o assunto. A misofonia vai além da raiva, ela vai mais fundo. Descobri que muito mais pessoas sofrem dessa vulnerabilidade psicológica relativamente desconhecida, e alguns deles sofrem com o estigma que lhes é atribuído: 'Aja normalmente!'. Seria bom se isso simplesmente desaparecesse.
Eu estive no primeiro Simpósio de Misofonia em Amsterdã, e quando penso nesse evento, fico impressionado. É uma grande coisa, que agora é levada a sério pelo mundo médico."

Diagnóstico

O nome misofonia foi usado pela primeira vez em 2001 pelos cientistas americanos Margaret e Pawel Jastreboff. Na Holanda, o distúrbio foi "redescoberto" em 2009 pelo psiquiatra Damiaan Denys, que trabalha na UMC de Amsterdã. A pesquisa resultou em critérios de diagnóstico, que foram publicados pela antiga UMC de Amsterdã em 2013 (fonte científica 7). Esses critérios são os seguintes:

1. A presença ou expectativa de um som específico produzido por um ser humano (por exemplo, sons de mastigação e respiração), que causa uma reação física impulsiva e evitativa, começando com irritação ou aversão e, rapidamente, se transformando em raiva.

2. Essa raiva leva a uma profunda sensação de perda do autocontrole com explosões raras, mas potencialmente agressivas.

3. A pessoa reconhece que a raiva ou aversão na situação ou na indução à, são excessivas, irracionais ou desproporcionais.

4. A pessoa tende a evitar a situação misofônica ou, quando não a evita e continua tolerando o gatilho sonoro, o faz com uma intensa sensação de desconforto, raiva ou aversão.

5. A raiva, aversão ou evitação da pessoa causará um estresse significativo (um fardo consequente da raiva ou aversão) ou interferirá consideravelmente no dia a dia. Por exemplo, a raiva ou aversão podem tornar difícil para a pessoa realizar tarefas importantes no trabalho, fazer novos amigos, frequentar a escola ou mesmo interagir com outras pessoas.

6. Raiva, aversão e evitação não são explicados por qualquer outro transtorno, como o Transtorno Obsessivo-Compulsivo (por exemplo, o nojo e aversão que alguém com uma obsessão por contaminação sente) ou TEPT, Transtorno de Estresse Pós-Traumático (como a evitação de estímulos associados a traumas relacionado à morte iminente, ferimentos graves ou uma ameaça à integridade física de si mesmo ou de terceiros).

Questionário

O psiquiatra Arjan Schröder da UMC de Amsterdã, desenvolveu a chamada "Escala de Misofonia de Amsterdã" (A-MISO-S) em 2013. Este questionário mede a gravidade da misofonia. O A-MISO-S é usado na UMC, no entanto, o teste não foi validado, então o resultado não é um diagnóstico.

O questionário é composto por seis perguntas. Antes da conclusão, você verá o número de pontos que marcou. Some os pontos para ver qual é sua pontuação total.

Questão 1

Por quantas horas, na última semana, você se sentiu incomodado por causa da misofonia? Ou, quantas vezes você pensou sobre isso no mesmo período de tempo?

0 pontos

Nenhuma;

1 ponto

Leve: menos de 1 hora por dia, ou no máximo 5 vezes ao dia pensando em sons que incomodam;

2 pontos

Moderado: 1 a 3 horas por dia, ou mais que 8 vezes ao dia pensando em sons, porém, livre desse tipo de pensamento na maior parte do tempo;

3 pontos

Grave: 3 a 8 horas por dia, ou de mais de 8 vezes diárias pensando em sons, passando a maior parte do dia pensando nisso;

4 pontos

Extremo: mais de 8 horas por dia, ou pensamento quase que contínuo em sons, durante a maioria das horas.

Questão 2

Até que ponto a misofonia prejudicou seu desempenho social, profissional ou em outras atividades durante a semana passada? Houve alguma coisa que você não pôde fazer por causa dos sons de gatilho? Se você não tem um emprego no momento: como suas ações seriam prejudicadas, caso estivesse trabalhando?

0 pontos
Nenhum obstáculo;

1 ponto
Leve: pequeno incômodo, sem afetar negativamente minha rotina diária;

2 pontos
Moderado: clara interrupção do trabalho ou contato social, mas ainda administrável (menos contatos sociais, problemas em lidar com pessoas, nível de trabalho ainda suficiente aos olhos dos outros);

3 pontos
Grave: atrapalha bastante meu desempenho social ou profissional (ainda mantenho algum contato social ou ainda consigo fazer um pouco do meu trabalho);

4 pontos
Extremo: todas as partes da minha vida são severamente afetadas (não consigo trabalhar e não consigo manter contatos sociais).

Questão 3

Com qual intensidade você se sentiu afetado pela misofonia na última semana?

0 pontos
Sem nenhum desconforto ou inquietação;

1 ponto

Leve: irritação ou inquietação ocasional, sem muitas perturbações;

2 pontos

Moderado: irritação ou raiva, mas ainda controláveis;

3 pontos

Grave: irritação, raiva ou aversão frequentes e muito perturbadoras;

4 pontos

Extremo: raiva ou aversão severas, de forma contínua.

Questão 4

Na última semana, quanto esforço você teve que fazer para conseguir focar sua atenção em algo diferente do som de gatilho? Ao ouvir esses sons, com que frequência você tentou ignorá-los ou simplesmente desviar a atenção deles? Nesse caso, trata-se apenas do esforço para resistir aos pensamentos, e não de seu sucesso ou fracasso em, de fato, conseguir.

0 pontos

Isso não me incomodou, ou, se incomodou, tentei focar minha atenção em outra coisa;

1 ponto

Tentei desviar minha atenção na maior parte das vezes;

2 pontos

Tentei desviar minha atenção algumas vezes;

3 pontos

Eu mal tentei desviar minha atenção;

4 pontos

Não tentei focar minha atenção em mais nada além disso.

Questão 5

Até que ponto você conseguiu focar sua atenção em algo diferente de sons de gatilho durante a última semana? Você conseguiu parar ou mudar seus pensamentos em relação a esses sons?

0 pontos

Consegui focar minha atenção em outra coisa sem problemas;

1 ponto

Consegui focar minha atenção em outra coisa na maior parte das vezes;

2 pontos

Consegui focar minha atenção em outra coisa algumas vezes;

3 pontos

Eu raramente consegui focar minha atenção em qualquer outra coisa;

4 pontos

Não consegui focar minha atenção em mais nada além disso.

Questão 6

Até que ponto você evitou situações durante a última semana em consequência de seu desconforto causado pela misofonia? Com que frequência você evitou certos lugares ou situações? Com que frequência você bloqueou os gatilhos graças a outros sons, mais altos, como colocar uma música, etc.?

0 pontos

Não evitei;

1 ponto

1 hora diária evitando essas situações ou, no máximo, 5 vezes por dia;

2 pontos

De 1 a 3 horas diárias evitando essas situações ou até 8 vezes por dia;

3 pontos

De 3 a 8 horas diárias evitando essas situações ou mais de 8 vezes por dia;

4 pontos

Mais de 8 horas por dia, raramente alguma hora se passava sem ter que evitar esse tipo de situação.

Resultado A-Miso-S

0 - 4 pontos: Sem Misofonia

Você exibe nenhuma ou pouquíssimas características de misofonia. As características do seu incômodo não são relevantes o suficiente para que seja aconselhável procurar ajuda.

5 - 9 pontos: Sintomas Leves

Você apresenta sintomas leves de misofonia. Depois que a misofonia se desenvolve, ela se torna crônica, embora você possa sofrer mais em certos períodos do que em outros (por exemplo, sob estresse). No entanto, os sintomas podem piorar com o tempo; por exemplo, sua aversão pode se espalhar para outros sons. Se você perceber que esse é o caso, pode ser aconselhável procurar ajuda.

10 - 14 pontos: Sintomas Moderados

Você apresenta sintomas distintos de misofonia. Depois que a misofonia se desenvolve, ela se torna crônica, embora você possa sofrer mais em certos períodos do que em outros (por exemplo, sob estresse). No entanto, os sintomas podem piorar com o tempo; por exemplo, sua aversão pode se espalhar para outros sons. Se os sintomas de misofonia interferirem no seu desempenho no trabalho e/ou em casa, é aconselhável procurar ajuda.

15 - 19 pontos: Sintomas Graves

Você apresenta sintomas graves de misofonia. Esses sintomas provavelmente interferem em seu desempenho profissional e social. Nesse caso, é recomendado procurar ajuda.

20 - 24 pontos: Sintomas Gravíssimos

Você apresenta sintomas gravíssimos de misofonia. É muito provável que esses sintomas interfiram em seu desempenho profissional e pessoal. Nesse caso, é recomendado procurar ajuda.

Sintomas

A misofonia geralmente pode ser reconhecida através do comportamento de uma pessoa antes que um diagnóstico oficial dela seja feito. Os sintomas mais evidentes de misofonia são sentimentos de raiva extrema ou ódio aos sons de gatilho. Os misofônicos querem "lutar ou fugir", e os pensamentos agressivos comuns que acompanham a ansiedade não tornam as coisas mais fáceis para eles.

Alguns sinais de misofonia podem ser os seguintes comportamentos durante uma refeição com mais pessoas:

- Olha com raiva para os outros que estão comendo;
- Coloca os dedos nos ouvidos ou tapa as orelhas com as mãos;
- Quer ouvir música com fones;
- Comportamento inquieto ou, pelo contrário, muito tranquilo;
- Faz barulho exagerado;
- Nunca é o primeiro a terminar de comer;
- Quer sempre que o rádio ou televisão estejam ligados;
- Comenta sobre como as pessoas estão mastigando;
- Fica nervoso depois de comentar sobre os outros;
- É o último a chegar à mesa e o primeiro a sair;
- Quer sempre comer sozinho;
- Inventa desculpas para não ter que se sentar à mesa.

Simular ou imitar o som de gatilho também pode ser um sintoma. Alguns pacientes usam a imitação da pessoa que emite o som de gatilho como forma de lidar com a misofonia. Eles fazem isso para diminuir a tensão ou para abafar os sons que os outros fazem.

Mascaramento e síncronos sonoros

Fazer o mascaramento sonoro e utilizar sons síncronos também pode ser uma pista. O uso de sons neutros ajuda a tornar os sons de gatilho um pouco menos altos. Durante as refeições, o rádio, a televisão ou o exaustor estarão sempre ligados. Além disso, fazer sons síncronos também é uma estratégia que muitos misofônicos usam. Morder um biscoito ao mesmo tempo, por exemplo, causa um certo alívio.

O cérebro do misofônico

Pesquisas sobre as origens da misofonia estão sendo realizadas, em escala limitada, em todo o mundo. O resultado de um estudo realizado em fevereiro de 2017, usando um aparelho de ressonância magnética funcional (fMRI) para medir a atividade cerebral de misofônicos, mostrou reações intensas aos sons do dia a dia, como comer, beber, mastigar e respirar (fonte científica 8). A Ressonância Magnética Funcional (fMRI) é uma variante do exame de ressonância magnética, e pode ser usada para determinar a localização da atividade cerebral. Uma imagem 3D do cérebro é criada, mostrando onde e quando a atividade cerebral ocorre. Quando certas áreas estão ativas, a varredura de fMRI mostra um maior fluxo de sangue rico em oxigênio nessas áreas. Os pesquisadores também usaram exames de ressonância magnética de todo o cérebro para mapear os cérebros dos participantes e descobriram que os misofônicos têm maiores quantidades de mielina. A mielina é uma substância gordurosa que envolve as células nervosas do cérebro para fornecer isolamento elétrico. Não se sabe se a mielina extra é causa ou efeito da misofonia e seu desencadeamento em outras áreas do cérebro.

O estudo mencionado acima, realizado por cientistas da Universidade de Newcastle, mostra que diferenças na atividade cerebral são registradas entre pessoas que sofrem por causa de sons de mastigação e as que não sofrem. A diferença é particularmente notável no lobo anterior do cérebro, onde as emoções são controladas. Com o resultado deste estudo, vários cientistas descobriram a existência, comprovada, de uma doença real.

Em uma pesquisa recente sobre o cérebro na UMC de Amsterdã, o exame de eletroencefalograma (EEG) foi usado para examinar como a filtragem automática de som ocorre no cérebro. No cérebro misofônico, a filtragem automática parece ter menos sucesso em comparação com pessoas sem misofonia. O estudo mostrou anormalidades na filtragem automática de som.

Outro estudo mostrou que a misofonia está associada à atividade cerebral alterada.

"Expusemos pacientes que possuem sintomas provocados por estímulos audiovisuais, para investigar a atividade cerebral de suas respostas emocionais. 21 pacientes com misofonia e 23 pacientes não-misofônicos e saudáveis foram recrutados no departamento de psiquiatria da UMC de Amsterdã. Os participantes foram apresentados a três condições diferentes: elementos relacionados à misofonia (videoclipes com, por exemplo, estalar de lábios e respiração alta), elementos aversivos/repulsivos (clipes violentos ou nojentos de filmes) e elementos neutros (vídeos de uma pessoa meditando, por exemplo) durante o fMRI. O exame de eletrocardiograma (ECG) foi registrado para determinar as mudanças fisiológicas, e medidas de autorrelato também foram usadas para avaliar as mudanças emocionais.

Elementos misofônicos provocaram raiva, aversão e tristeza em pacientes misofônicos em comparação com os não-misofônicos, e mudanças emocionais foram associadas a aumentos na frequência cardíaca. Os dados de neuroimagem revelaram ativação aumentada da ínsula direita, córtex cingulado anterior direito e córtex temporal superior direito durante a visualização dos vídeos com elementos misofônicos em comparação aos vídeos neutros. Nossos resultados demonstram que estímulos audiovisuais desencadeiam raiva e inquietação fisiológica em pacientes com misofonia, associados à ativação do córtex auditivo e da Rede Saliente."

A Associação Holandesa de Misofonia explica o modelo neurobiológico da misofonia em seu website da seguinte forma:

Modelo neurobiológico da misofonia
Um ser humano tem três cérebros:
O Cérebro Reptiliano (ou Cérebro Basal ou Tronco Cerebral): nosso cérebro mais antigo, que controla os instintos, os reflexos (como a reação de lutar ou fugir) e o funcionamento físico básico, como a respiração e o ritmo cardíaco.
O Cérebro Límbico (ou Cérebro Emocional): este cérebro está envolvido em muitos sentimentos e emoções. Raiva, medo e prazer são criados aqui. A amígdala, o hipocampo, a ínsula e o tálamo, entre outros, estão nesta parte do cérebro. A lembrança e a memória ocorrem aqui.
O Cérebro Neocórtex (ou Cérebro Racional): o cérebro mais jovem, que regula o pensamento, analisa, antecipa, calcula; tudo acontece aqui.

O tálamo é a "estação de transmissão" do cérebro. Portanto, é ele quem determina o que fazer com um estímulo recebido.

A amígdala é um núcleo de neurônios envolvidos no armazenamento de memória e possuí o formato de uma amêndoa. Ela dá carga emocional aos eventos e às memórias e, ao relembrar o evento ou experienciar algo pela segunda vez, fornece a resposta emocional ligada à memória. A amígdala não está apenas envolvida no aprendizado direto da relação entre som e emoção, esse núcleo também se torna ativo quando a relação é feita de forma indireta, ou seja, quando outros indicam que determinado som é irritante ou assustador.

Quando um estímulo entra no tálamo, ele envia um sinal para a amígdala, e isso é chamado de via direta ou rápida. Ao mesmo tempo, o tálamo ativa o córtex pré-frontal, permitindo-nos fazer considerações e desacelerar a amígdala. Essa rota é mais lenta e é chamada de via indireta ou lenta.

Em caso de perigo, o tálamo envia um sinal por via direta para a amígdala, que então ativa a reação de "lutar ou fugir". Essa reação garante que o indivíduo está pronto para sobreviver à ameaça e, sob a influência dos hormônios, a adrenalina é produzida, causando um aumento da frequência cardíaca, pressão arterial e tornando a respiração mais rápida. Neste sistema de reação ao perigo do cérebro, uma reação misofônica ocorre.

Em pessoas com misofonia, a via direta é atrelada a gatilhos específicos, em que a raiva e a aversão são geradas diretamente sem passar primeiro pelo córtex. Os sons inocentes do dia a dia adquirem tamanha carga emocional, que o cérebro reage a eles como reage ao perigo. Para quem sofre de misofonia, a via direta é muito mais forte do que a indireta. É, por assim dizer, um caminho muito bem definido. Quando um gatilho é detectado, uma forte resposta é acionada imediatamente, e ela não é retardada por pensamentos tranquilizadores ou corretivos do córtex. Como o córtex não está envolvido em uma reação misofônica, os misofônicos não são capazes de colocar a situação em perspectiva ou se acalmar nesse momento.

Pesquisas mostraram que uma vez que uma via direta é aprendida, ela nunca desaparece completamente, não pode ser simplesmente "apagada". No entanto, é possível criar novas vias indiretas. Graças à neuroplasticidade do cérebro, novas conexões podem ser feitas.

Uma reação misofônica não é desencadeada por pensamentos. Os pensamentos desagradáveis que os misofônicos têm quando estão sob influência de gatilhos, são um subproduto. Esses pensamentos às vezes são totalmente agressivos e de violência extrema.

Misocinesia

Além dos gatilhos auditivos, muitos misofônicos também possuem gatilhos visuais chamados misocinesia. A misocinesia é uma hipersensibilidade a movimentos, geralmente, repetitivos. A palavra misocinesia é derivada do grego misos, que significa aversão ou ódio, e kinese, que significa movimento. O nome misocinesia foi criado pelos pesquisadores Schröder, Vulink e Denys da UMC de Amsterdã (fonte científica 9).

Algumas pessoas têm misocinesia e misofonia, outros podem sofrer de um dos dois fenômenos. Alguns cientistas veem a misocinesia como um sintoma da misofonia.

A misocinesia pode ser parcialmente comparada à misofonia. Em ambos os casos, existem gatilhos e as reações físicas e emocionais são as mesmas. A misocinesia também pode envolver uma reação de "lutar ou fugir." Mais uma vez, o gatilho costuma ser causado por pessoas nas proximidades, mas também pode ser causado por estranhos. Pouco se sabe sobre a misocinesia, portanto, o tratamento ainda não está disponível.

Ódio por movimento

Traduzido de forma simples, misocinesia significa "ódio por movimento", então existem muitos gatilhos visuais. Tal como acontece com a misofonia, cada um tem sua própria lista de gatilhos, que podem ser:

- O movimento de pés e pernas inquietos;
- O movimento de dedos batucando em algo;
- Alguém lambendo alguma coisa (um sorvete, por exemplo);
- Alguém se mexendo ritmicamente com uma música;
- Alguém batendo com o pé no chão;
- Movimentos de mastigação;
- Alguém roendo as unhas;
- Alguém cortando as unhas;
- Alguém esfregando a barba ou queixo, etc.

Hiperacusia, fonofobia e acufeno (zumbido)

Muitas pessoas sofrem com sons e ruídos. Algumas pessoas pensam que sofrem de misofonia, embora na verdade tenham outra condição. Não é surpreendente que a misofonia já tenha sido confundida com hiperacusia, pois ambas são causadas por hipersensibilidade aos sons. Além disso, todas as pessoas com esses problemas apresentam comportamento de evitação. Tanto o acufeno quanto a fonofobia têm semelhanças com a misofonia, mas em menor grau.

Hiperacusia

A hiperacusia é a hipersensibilidade a sons externos. Hiperacusia significa "eu ouço demais" em grego. É o resultado de uma perturbação da percepção normal do som. A Hyperacusis Network, uma organização internacional de autoajuda para indivíduos afetados pela hiperacusia, relata que 1 em 50.000 pessoas tem o problema e que 1 em 1.000 pessoas com acufeno também desenvolverá a hiperacusia.

Pessoas com hiperacusia experimentam certos sons como se fossem mais fortes do que são, desagradáveis ou mesmo dolorosos devido à sua menor tolerância ao som. Parece não haver danos óbvios à audição, mas, aparentemente, os estímulos sonoros são processados com muita intensidade pelo cérebro. Isso pode ocorrer com sons mais altos ou penetrantes, mas também com sons do dia a dia ou mesmo com sons relativamente suaves. A hiperacusia pode ser acompanhada por dor, tontura e náusea, mas também por reações de choque e fortes emoções negativas. Em alguns casos, a hiperacusia leva a grandes limitações na rotina pessoal e evitação aos estímulos sonoros. A misofonia difere da hiperacusia na raiva ou aversão que se segue em resposta a sons específicos.

Fonofobia

Fonofobia é a hipersensibilidade ou medo de sons ou vozes e é tratada como um transtorno de ansiedade. Fonofobia vem do grego fonos (som) e fobia (medo). O paciente tem um medo persistente, anormal e infundado de sons ambientais frequentemente normais e inofensivos.

Acufeno

Acufeno (também conhecido como zumbido ou tinido) significa ouvir um som que não existe de fato, um som fantasma. Pode ser um ruído, um bip, um apito ou um zumbido, pode ser em um tom alto ou baixo. Os sons não estão lá de verdade, mas se você sofre com esta condição, pode ouvi-los como se estivessem. Esses sons frequentemente contínuos, podem aparecer de forma suave, mas também podem dominar todo o ambiente sonoro. Por muito tempo pensou-se que o acufeno se originava nas células ciliadas do órgão auditivo, mas pesquisadores hoje acreditam que o som se origina no cérebro. O zumbido é um problema comum para milhares de pessoas. Por exemplo, ele afeta cerca de 32% da população dos EUA de acordo com os estudos do National Center for Health Statistics (Centro Nacional de Estatística em Saúde dos Estados Unidos). A prevalência da doença aumenta para 70-85% na população com deficiência auditiva. O acufeno também pode ser prejudicial à vida, existem casos conhecidos de pessoas que solicitaram a eutanásia devido ao seu grande sofrimento. Esses pedidos eram frequentemente atendidos.

Reflexões da autora I

Todo mundo conhece: a família feliz comendo em comerciais de TV. Longas mesas em um exuberante jardim que são lindamente preparadas e decoradas com os pratos mais fantásticos! Crianças com seus cachinhos angelicais brincam ao sol, avós adoráveis as observando. Ou então uma jovem família, rostos sorridentes em uma mesa redonda com uma toalha xadrez vermelha e branca, devorando uma bela salsicha. Ah, e não se esqueça dos comerciais de Natal dos últimos anos! Super dramáticos, com histórias que fazem com que o espectador responda habilmente às emoções. Obviamente, eles terminam com uma alegre reunião à luz de velas, é claro, enquanto desfrutam de várias comidas e bebidas.

Para muitos misofônicos e suas famílias, a realidade é significativamente diferente. Comer junto é um desafio, o que muitas vezes cria tensão para todos os envolvidos. Não é uma reunião alegre, especialmente quando se espera que todos se sentem à mesa por longas, longas horas! Conversei com famílias cujos filhos comem sozinhos em seus quartos ou são obrigados a se sentar à mesa e, portanto, usam protetores de ouvido. Pais que, com ou sem sucesso, procuram não enlouquecer com os sons que seus filhos fazem e se sentem culpados por isso. Em todas essas famílias, comer junto está longe de ser agradável. Por que somos tão apegados a comer juntos? Um pouquinho de história...

Sabemos que as pessoas comem juntas à mesa pelo menos desde o início da Era Comum. Essa tradição é encontrada em muitas culturas diferentes. Além disso, na Idade Média, as refeições eram feitas principalmente juntas. As pessoas comiam junto com a família, amigos, vizinhos ou funcionários em tigelas comunitárias, tomavam sopa na mesma tigela, bebiam no mesmo copo e compartilhavam talheres. Naquela época, comer era o evento social por excelência.

A partir do Renascimento, a mesa substitui a cama como o móvel mais importante da casa. A mesa era usada para comer, fazer trabalhos manuais e ler até o anoitecer.

Devido à industrialização, a refeição familiar surgiu a partir do século XIX. Inicialmente este encontro tinha uma função disciplinar e educativa, na qual as crianças aprendiam modos à mesa e normas sociais. Mais tarde, a refeição em família se transformou em um evento social mais informal. A refeição se tornou uma oportunidade onde filhos e pais se reuniam para compartilhar experiências diárias e desfrutar da comida e companhia um do outro. Hoje, comer junto ainda é considerado importante pelos sociólogos. Geração após geração, e em muitas culturas, normas e valores são transmitidos à mesa de jantar. Comer junto acaba sendo mais saudável e barato do que comer sozinho e também proporciona disciplina e regularidade. Parece ótimo. Isto é, não se você tem misofonia!

Por que devemos nos ater às tradições quando elas afetam os relacionamentos mútuos? É realmente tão ruim não comer junto em um contexto familiar? Conectar-se com sua família também pode ser feito de outra maneira, em outro momento, sem o ranger de mandíbulas e o som de gargantas engolindo algo. Enquanto a misofonia for insuficientemente administrável, esta não parece uma opção ruim para mim.

Tenho certeza de que há cientistas que têm opiniões diferentes. Mas, em geral, eles não sofrem de misofonia.

Renske Schut

Capítulo 2: O impacto da misofonia

As consequências da misofonia são grandes. Relacionamentos, amizades, paternidade/maternidade, escola, trabalho e a saúde em geral estão sob muita pressão. Se você é gravemente afetado pela doença, ela pode até ser prejudicial à vida e ter um grande impacto em seu desempenho diário. Existem pessoas que desejam morrer devido aos fatores complicadores da misofonia e suicídios ou desejos de morte são relatados.

Sophia (49)
"Enquanto eu puder escrever, meu diário dirá que quero morrer. Desde que me lembro, sofro com a misofonia. Não a conheço tão bem, mas sempre soube que minha reação exagerada era errada. Perguntei algumas vezes a outros se eles reagiam fortemente a certos sons, mas eles disseram que não. Algo não estava certo.
Eu fico particularmente incomodada com todos os sons de respiração, fungadas e assim por diante. Eu também sofro com os sons de mastigação, mas menos. No entanto, também acho esses sons nojentos! Lembro que tinha cerca de 16 anos quando alguém me disse que ia se casar e eu só conseguia pensar em uma coisa: meu Deus, você terá que se sentar na mesma mesa que ela. É assim que a misofonia dominava minha vida naquela época, eu não conseguia estar feliz por aquela mulher. Eu nunca poderia reagir espontaneamente a nada; sempre estive em estado de alerta, esse monstro sempre existiu e sempre existirá. Eu costumava me certificar de que sempre estava falando à mesa, ficava exausta depois de cada jantar."

Sofrendo em silêncio

Pessoas com misofonia frequentemente enfrentam mal-entendidos no ambiente privado e de trabalho, isso se deve ao fato de não estarem familiarizadas com a doença e porque outras pessoas têm dificuldade em imaginar como é reagir tão intensamente a um som inocente. Como resultado, os misofônicos muitas vezes se sentem impotentes e sofrem em silêncio.

Antoinette (44)

"Não estou muito bem no momento. Em setembro passado, comecei a trabalhar demais. A partir do final de outubro, comecei lentamente a trabalhar meio período de novo. Meus níveis de estresse estão muito altos devido à minha misofonia e acho que também sou muito sensível. A raiva causada pela misofonia não é necessária ou real, mas existe, e quando sinto esses sentimentos surgindo, evito a situação. Assim também quando ocorre em uma situação familiar, pois não quero tirar nada dos meus filhos, eles não sabem que eu tenho misofonia. Claro que sabem que não gosto de certos sons, mas procuro não enfatizar isso. Eles só comem batatas chips, e eu não quero tirar isso deles, a minha misofonia não é tão ruim a ponto de eu negar coisas aos meus filhos. Me sento em outro lugar ou eu mesma também como batatas, para não ouvir o barulho que eles fazem."

Sophia (49)

"Desde os nove anos, não quero mais viver. Há cerca de três anos fiz uma tentativa séria de acabar com a misofonia e, com ela, com minha vida também. Passei seis meses preparando minha morte, li sobre medicina e assuntos nesta área e comprei comprimidos. Fiquei feliz, pois finalmente meu sofrimento chegaria ao fim! Então fui para a cama e tomei os comprimidos. Só que naquele dia meu marido decidiu voltar para casa mais cedo, ele nunca fazia isso. Para o caso de ele aparecer inesperadamente, deixei um bilhete para ele na mesa da cozinha. O bilhete dizia que eu estava com dor de cabeça e pedia para ele me deixar dormir, mas mesmo assim ele foi ver como eu estava. Eu não me mexia e mal respirava. Fui levada ao hospital em uma velocidade vertiginosa! Se meu marido tivesse voltado para casa na hora de costume, eu não estaria mais aqui.

Neste momento, ainda tenho vontade de morrer. Estamos agora em contato com uma instituição que atende pessoas que desejam conscientemente acabar com suas vidas. A morte é minha fuga e estou feliz por poder ir em frente com isso. Quando chegar a hora, vou começar a planejar e, até lá, quero tentar estar à frente disso. Concordei com meu marido que ele não enfrentará mais um 'fato consumado'. Claro, não é possível para ele voltar para casa todos os dias com o pensamento e o medo de que ele possa me encontrar morta, é terrível para o meu marido, mas ele me compreende quando digo que não consigo mais seguir adiante.

Sou otimista por natureza, há muitas coisas pelas quais eu gostaria de viver, mas a misofonia torna minha vida insuportável. Eu vivo com uma deficiência e todos os dias são uma luta. Começa assim que eu me levanto, os barulhos dos vizinhos me irritam. Sou alguém que quer viver no amor, não quero ficar com raiva, mas é o que sinto o dia todo. A tristeza que experimento é terrível, fico com raiva e decepcionada comigo mesma. Isso me deixa insegura, minha autoimagem e autoconfiança sofrem muito também. Mas, acima de tudo, fico muito triste. O fato de eu saber há seis anos que isso na verdade é um distúrbio, ajuda um pouco,

Tanto o misofônico quanto os que estão ao seu redor são vítimas

Os misofônicos sofrem mais com gatilhos produzidos pelas pessoas que mais amam, geralmente membros da família. O resultado é que a misofonia influencia na atmosfera da casa e os sentimentos são expressos com mais facilidade para os entes queridos do que para outras pessoas de quem você não é tão próximo. Os entes queridos muitas vezes sofrem após um dia de frustração e adaptação, os misofônicos não são as únicas vítimas, mas também quem está ao seu redor.

Han (56)
"Eu sou tanto um agressor quanto uma vítima."

Sintomas físicos

Além da emoção reflexa dominante, os sons de gatilho também causam reflexos físicos. Nem todo mundo tem consciência desses reflexos, pois a maior parte da atenção vai para a reação emocional.

Reflexos físicos individuais

Todos com misofonia reagem fisicamente de forma diferente ao som de um gatilho. O gatilho é responsável por uma reação ou reflexo involuntário. Pode ser a contração dos músculos do pescoço, ombros, tórax, braços, rosto, mãos, pés, pernas, dedos dos pés ou até nádegas. Internamente, os reflexos podem causar, por exemplo, constrição esofágica, intestinal ou estomacal, náuseas, excitação sexual ou vontade de urinar. Existe uma ampla gama de reflexos, que às vezes são complexos e envolvem muitos músculos diferentes.

Excitação sexual indesejada

A maioria dos reflexos físicos descritos acima soará familiar. Porém menos conhecida, mas relatada, é a excitação sexual indesejada que pode ocorrer após ouvir um gatilho (fonte científica 10). As pessoas que precisam lidar com isso descrevem o reflexo como terrível, porque os gatilhos costumam ser causados por um membro da família. A excitação sexual indesejada é um dos maiores tabus dentro da misofonia, embora em grupos privados nas redes sociais os misofônicos discutam o problema com mais frequência. A excitação sexual indesejada certamente não é incomum e pode ser causada pela ativação excessiva dos circuitos hormonais. A adrenalina e a noradrenalina estão ambas envolvidas na reação de lutar ou fugir, mas também podem evocar uma resposta sexual.

Relatos em um fórum de discussões online sobre misofonia:

"Tenho misofonia e um dos meus sintomas é excitação sexual ao ouvir um certo som. Isso está me matando! Acho terrível ficar sexualmente excitado com os sons que meus pais fazem. A raiva passa depois de um tempo, mas a excitação sexual permanece por horas. Por favor me ajude."

"Eu também tenho esse problema! Isso me deixa louco. Eu odeio isso. Não fico excitado de verdade, mas tenho esse sentimento. Eu odeio isso!"

"Fico muito feliz por não estar sozinho. Tenho me sentido uma aberração nos últimos sete anos da minha vida. Não quero ter essa sensação estúpida que fico depois de ouvir os ruídos que meu pai faz, especialmente quando ele tosse, funga, boceja ou espirra."

"Eu me sinto nojento. Eu me odeio. Ninguém sabe e ninguém jamais saberá."

"É mais do que apenas excitação sexual. É medo. É repulsa. É ódio pela pessoa que faz o som. É a culpa de sentir ódio por pessoas particularmente boas só porque elas fazem um som. É uma vergonha. É isolamento. É desespero."

Estresse

Em 2017, especialistas em meio ambiente e som afirmaram que, sem tomarmos alguma medida, dentro de vinte anos o problema ambiental com maior impacto na saúde pública da Holanda será a poluição sonora. De acordo com o Conselho de

Saúde da Holanda e o Instituto Nacional de Saúde Pública e Meio Ambiente (RIVM), as pessoas podem adoecer por causa do barulho e até morrer por causa dele. Afinal, a poluição sonora provoca, entre outras coisas, privação de sono e estresse. Diz-se que algumas centenas de holandeses morrem todos os anos indiretamente por causa do barulho. A poluição sonora não afeta apenas a Holanda, é um problema global.

E as pessoas com misofonia? Analisando estritamente, esta condição também pode ser chamada de "desconforto com o som". Em todo caso, o fato é que as pessoas com misofonia costumam passar por altos níveis de estresse. Além disso, quanto mais estresse experimentam, mais sofrem com seus gatilhos.

Antoinette (44)
"Eu sou uma campeã em adaptação; tenho meu mestrado em adaptação. O estado de alerta constante e o obscurecimento das minhas sensibilidades significam que a tensão em meu corpo está sempre alta e fica cada vez maior. Eu uso um protetor bucal à noite, porque durante o sono eu aperto meus molares com minhas bochechas no meio deles com tanta força, que tenho calosidades na boca. Eu me perdi completamente. Não tenho ideia de como é ser eu mesma, só descobri por agora."

Os sintomas mais comuns do estresse são:
Estresse a curto prazo
- Tensão nos músculos;
- Respiração mais pesada;
- Estado de alerta;
- Reação de choque;
- Dilatação das pupilas;

- Aumento do batimento cardíaco;
- Diminuição do suprimento de sangue ao intestino;
- Diminuição do suprimento de sangue ao cérebro;
- Atividade do sistema imunológico reduzida.

Estresse a longo prazo
- Dores de cabeça, pescoço e costas, rigidez ao levantar;
- Hiperventilação;
- Insônia;
- Mãos e pés frios;
- Visão turva, visão dupla;
- Pressão alta, problemas cardíacos;
- Desconfortos gastrointestinais;
- Tontura;
- Suscetibilidade a outras doenças e infecções.

O estresse a longo prazo pode levar ao esgotamento e à depressão.

Lutar ou fugir

O medo é um dos mecanismos de sobrevivência mais fundamentais do cérebro humano. Quando uma situação ameaçadora e perigosa é reconhecida, o cérebro imediatamente aciona uma reação de choque físico. Como resultado, o corpo é capaz de fornecer muita energia em um curto período de tempo sob uma reação de estresse agudo. A chamada "reação de lutar ou fugir" é um mecanismo de defesa que é acionado em caso de perigo iminente.

O cérebro de pessoas com misofonia considera seus sons de gatilho como uma ameaça e reage imediatamente com essa reação de luta ou fuga. A prioridade é a sobrevivência e, portanto, o corpo produz grandes quantidades de hormônios do estresse. Isso estimula os reflexos e aumenta a pressão arterial e a frequência cardíaca. Proteínas e glicogênio nos músculos são convertidos em glicose, dando energia extra para "escapar". Os sentidos ficam mais nítidos e os vasos sanguíneos sob a pele se estreitam, para reduzir a possível perda de sangue devido a lesões. O estômago e os intestinos param temporariamente de funcionar, de modo que toda a energia fique disponível para as partes vitais do corpo. Essa reação literalmente prepara o corpo para uma luta ou para fugir. Estresse! O mecanismo de sobrevivência é um instinto primordial e bastante útil quando existe um perigo real. Isso pode salvar sua vida, no entanto, o som de alguém comendo uma maçã não é necessariamente uma ameaça à vida, embora o cérebro misofônico experimente isso de forma diferente. O corpo de um misofônico muitas vezes permanece constantemente alerta para poder agir e, portanto, não repousa o suficiente, sofrendo com todas as consequências disso.

Ursula (44)
"Quanto mais estresse eu tenho, mais aumenta a misofonia. Quando saio de férias, isso me incomoda muito menos. Embora... Nós sempre tiramos férias com o mesmo casal de amigos. Os sons dos filhos deles comendo me deixa louca! Por isso, bebo um pouco de vinho antes, o que me deixa mais relaxada e, portanto, menos incomodada com isso."

Fadiga relacionada ao estresse
Em muitos casos, o cansaço por causa da misofonia é o resultado do acúmulo de tensão em situações estressantes. O estado de alerta contínuo também contribui para a sensação de cansaço. Quando isso persiste por um período mais longo e

não passa mesmo após uma boa noite de sono, é um caso de fadiga prolongada ou cansaço excessivo. Se você não consegue mais encontrar momentos para relaxar, fica sobrecarregado.

Mila (24)
"Por conta de tudo que tenho, muitas vezes fico cansada da vida. Com isso não quero dizer que quero morrer, mas que a vida me cansa. Tenho um trabalho extra em uma loja, gosto muito, mas é também muito cansativo por causa de todos os estímulos. Minha mãe quer que eu encontre um jeito de relaxar, mas isso é difícil pra mim. Se acontece alguma coisa em casa por causa da misofonia, eu tento me afastar indo para o meu quarto, mas nem sempre funciona. Fico feliz que pelo menos minha mãe entenda de onde vem minha reação. Mas isso não a torna nem um pouco melhor."

Problemas de concentração devido ao hiperfoco
O chamado hiperfoco desempenha um papel importante nas vidas misofônicas. O hiperfoco torna o foco em um som tão forte que outros estímulos, de qualquer natureza, virtualmente não entram mais no cérebro. Os sons de gatilho são ouvidos acima de tudo e exigem toda a atenção. Isso geralmente causa problemas de concentração, pois você simplesmente não consegue mais se concentrar, uma vez que o som do gatilho exige sua atenção total.

Eva (28)
"Certa vez, fui a uma entrevista de emprego que era importante para mim. Eu realmente queria aquele emprego, então me preparei o melhor que pude. No entanto, não havia imaginado que uma 'bebedora de café hiperativa' seria a

entrevistadora. A senhora do departamento de RH bebia café o tempo todo e tentava, em vão, alcançar com uma colher o fundo da xícara. Sério, os cubos de açúcar eram duros demais, na minha opinião. Terminado, pronto. Sem trabalho."

Vergonha e culpa

Geralmente nos sentimos culpados quando agimos de maneira diferente do que pensamos que deveríamos agir. As pessoas que sofrem de misofonia muitas vezes vivem com sentimento de culpa em relação ao meio em que vivem. Suas reações - às vezes extremas - e ideias violentas que possam ter, são voltadas principalmente para seus entes queridos. Muitas pessoas com misofonia experimentam o desejo de querer machucar aqueles que mais amam em um momento de gatilho. Eles sabem que sua reação é desproporcional à causa, o que aumenta ainda mais o sentimento de culpa.

Os misofônicos não devem se sentir culpados, eles não optam por fazer algo que seja contrário aos seus valores morais, mas a doença faz com que eles não consigam ignorar seus gatilhos. Dizer a alguém com misofonia para se concentrar em outra coisa é o mesmo que dizer a um paciente com Doença de Parkinson para parar de se mexer; uma tentativa fadada ao fracasso.

Ursula (44)
"Dizer a alguém que sofro com os sons produzidos por sua boca, faz eu me sentir uma babaca. Não tenho vontade de incomodar constantemente meus filhos com isso. Apenas eu sou misofônica e tenho que lidar com isso. Meu filho come educadamente, com a boca fechada, mas ele parece ter mandíbulas ocas. Pelo menos, é o que parece. No entanto, ele realmente se esforça para não me incomodar. Não vou reclamar disso, pois piora minha culpa, que já é muito grande por sinal. Mas às vezes o impulso vence e eu tenho que dizer algo."

Muitas pessoas com misofonia têm vergonha de si mesmas. Elas têm medo de parecerem idiotas em seu ambiente social e, portanto, não contam a ninguém sobre isso. Frequentemente, apenas os parentes mais próximos sabem sobre a misofonia. Isso parece estar mudando conforme o distúrbio gradualmente se torna mais conhecido.

Han (56)

"Uma vez, há muito tempo, tentei me livrar disso. Minha esposa fez terapia magnética por um outro motivo e foi curada. Seguindo o conselho dela, eu também fui, mas é claro que não funcionou. Agora eu converso regularmente com minha esposa sobre a misofonia, o que diminui a tensão. Não converso sobre isso com os outros. É uma história difícil e sempre sinto que estou me ridicularizando. É bom que em casa haja tranquilidade na mesa agora, assim nós três também podemos nos divertir mais. Isso geralmente não acontecia antes."

Sophia (49)

"Não quero contar às pessoas o que está acontecendo comigo porque tenho medo de ser ridicularizada. Certa vez, fui a um psicólogo com minhas queixas, em 1995. Ele riu de mim na minha cara, o que não foi uma experiência agradável."

Ansiedade antecipatória

A ansiedade antecipatória é, na psicologia, o medo antes que ocorra uma situação temida. Como os sentimentos de pânico e fuga são vivenciados durante certos eventos como muito desagradáveis, opressores e assustadores, a pessoa que vivencia esses sentimentos não deseja passar por tais situações novamente. Portanto, ela evitará situações em que sentimentos de medo e pânico sejam esperados o tanto quanto for possível.

No caso da misofonia, o medo da antecipação não é uma causa, mas um sintoma. O medo se concentra na reação a um possível gatilho, não no gatilho em si. Por causa desse medo da antecipação, muitos misofônicos fazem de tudo para evitar o confronto com seus gatilhos. Eles evitam certas situações, evitam pessoas específicas ou usam tampões ou fones de ouvido. Outros misofônicos examinam seus arredores em busca de possíveis coisas "ameaçadoras". Onde estão as batatas chips e quem está resfriado?
Os misofônicos costumam ser muito bons em prever quando os gatilhos virão. Essa previsibilidade ativa seu medo de antecipação, mas também seu hiperfoco.
O hiperfoco, por exemplo, faz com que a abertura de uma geladeira aumente a tensão. Alguém vai comer e, em caso afirmativo, que embalagem barulhenta será? Esse mecanismo de estímulo e resposta treina o cérebro continuamente.

Lisette (45), mãe de Hannah
"Somos cinco morando juntos. Para Hannah, mas também para nós, isso sempre significa tensão. Quando um armário se abre, ela se prepara para qualquer som de gatilho. Ou

quando a geladeira se abre. Ou quando a chaleira é ligada e assim por diante. Ela costumava dizer que parece que está presa a uma parede que emite choques elétricos, você só não sabe quando os choques vão ocorrer."

Ursula (44)
"Ninguém sabe que fico conscientemente me posicionando em determinado lugar quando saio para jantar ou dou uma festa. Realmente presto atenção onde me sento. Tenho uma amiga que põe oitenta tipos de batatas chips na mesa. Então, me sentarei ao lado do marido dela, pois eu sei que ele não gosta muito desse tipo de petisco."

Comportamento de evitação

O comportamento de evitação é um mecanismo de defesa em que as pessoas tentam evitar uma situação que associam a sentimentos desagradáveis. Freud descreveu vários mecanismos de defesa, dos quais a evitação é um deles. Muitas pessoas com misofonia apresentam comportamento de evitação para driblar seus gatilhos, mas ao evitar lugares e situações, elas podem ficar isoladas. Queixas físicas, devido à solidão, estresse associado e depressão, estão à espreita.

Lisette (45), mãe de Hannah
"Quando Hannah está em casa, significa que todos passarão por estresse. Começa no café da manhã, ela grita lá da escada que está descendo e todos largam os talheres. Cuidado, não toque no garfo! Hannah prepara o café da manhã e volta para o quarto dela. Somente quando ela estiver de volta ao quarto, podemos continuar comendo."

Emily (16), irmã de Hannah
"Às vezes, a Hannah me deixa louca. Nesses momentos, me pergunto por que estamos todos fazendo isso. Seja o que for que façamos, nunca é bom o suficiente! Férias são um desastre, todos chegam ao limite e não há quase nada que possamos fazer juntos. Além disso, não podemos mais ir ao cinema. Ela pode ir com os amigos, mas nós (a família) causamos gatilhos nela. No caminho de volta do cinema, ela está muito mais feliz do que na ida. Se formos, ela já fica incomodada. Assistir a uma série de TV com ela vai bem, até que os outros voltem para casa. Ela suspirará profundamente uma vez e correrá para cima."

Coping ou Mecanismo de Enfrentamento

Coping é um conceito da psicologia que se refere à maneira como uma pessoa lida e enfrenta os problemas e o estresse. Quase todo misofônico tenta reduzir as consequências da misofonia por meio disso. Exemplos bem conhecidos são: tocar música durante as refeições, fazer uma imitação exagerada da pessoa que faz o som de gatilho (mímica), comer sincronizadamente ou fazer seu próprio barulho abafar o barulho de outra pessoa. O uso de protetores auriculares ou fones de ouvido também é uma estratégia comum de coping. Os cientistas argumentam que essa forma de evitação, no entanto, agrava a misofonia, aumentando o hiperfoco. Os ouvidos se esforçam mais para verificar se um som está realmente sendo ouvido. Com o tempo, a pessoa vai tolerar cada vez menos sons, porque ela se acostuma com o silêncio relativo. Além disso, você pode desenvolver dependência desses mecanismos, o que pode causar pânico quando os protetores de ouvido não estão ao seu alcance. Claro, o uso de protetores e fones de ouvido pode proporcionar um pouco de relaxamento às vezes, no entanto, o conselho é usá-los com moderação. O risco de agravar a misofonia é significativo.

Se algum dia eu os esquecer, vou perfurar meus tímpanos. Caso contrário, eu não posso lidar com aquela gentalha comedora de maçã. #misofonia

Custou-me alguns trocados, mas se tudo correr bem, nunca mais vou me preocupar com poluição auditiva indesejada/associal/gritaria em qualquer espaço público. #cancelamentoderuido #misofonia

Os misofônicos um pouco mais velhos, principalmente, encontraram um jeito de lidar com as consequências da misofonia da melhor maneira possível. Todos têm seu próprio jeito de lidar com ela!

Babs (47)

"Não quero isso. Não quero analisar. Não uso a palavra e não me preocupo com ela. Tenho medo que se torne real! É uma forma de lidar com o problema e tem ido bem por 47 anos. Se isso se tornar uma coisa real, então vou precisar de um tempo. Protetores de ouvido são a minha saída mais fácil."

Liam (52)

"Com um determinado som, eu sempre invento uma história. Acho que todo mundo faz isso. Quando ouço um soprador de folhas, sei que o som é temporário, não dura muito. Isso tira um pouco da tensão. Às vezes vou e vejo de onde vem o som e qual é a razão. Se, por exemplo, eu ouvir o som de uma serra mecânica e vir que a serra está sendo usada para construção, então consigo encarar de forma positiva. A irritação e a tensão passam. Quando penso que a causa do som é inútil, minha raiva piora."

Menno (45)

"Espero que a misofonia nunca se coloque entre nós, mas não creio que isso aconteceria depois de todos esses anos. O Bob é um amor, desde o começo ele acreditou em mim quando lhe contei sobre a gravidade de minha reação aos sons de mastigação. Eu realmente não vou deixar isso acontecer comigo. Se, por exemplo, estou incomodado com sua respiração, me faço pensar naquele momento que estou feliz por ele estar respirando. Porque, enquanto ele estiver respirando, está tudo bem."

Rob (53), parceiro de Renske
"Acho isso especialmente difícil para ela. Claro, em alguns momentos é irritante para mim também. Sempre há música tocando quando comemos e às vezes eu me esqueço de levar isso em consideração, então ela fica com raiva. Outras vezes sou eu quem fico com raiva, quando mesmo eu levando isso em consideração, ela ainda tapa os ouvidos. Gostaria que ela apenas dissesse que isso a incomoda. A Rens então me explica que não faz sentido. Naquele momento todos os estímulos estão lhe dando ansiedade, por mais gentis que sejam, e que é melhor que ela simplesmente não ouça nada e tampe os ouvidos.
Também adoro ir ao cinema, mas agora sei que não posso dividir isso com ela e isso não vai mudar. É o que é! Na minha lista de desejos está que um dia poderemos assistir a um filme juntos em um cinema vazio. Isso parece legal para mim."

Desempenho social

Os humanos são seres sociais por natureza e todo mundo precisa de contatos significativos no dia a dia. Quando esta necessidade primária não é suprida, há um impacto negativo no bem-estar e na qualidade de vida. O medo pode desempenhar um papel importante na misofonia, por exemplo, pessoas com misofonia podem ter medo de perder o controle por causa de sua raiva ou podem ter medo de "enlouquecer" e não serem mais capazes de pensar com clareza por causa do pânico que surge. Isso pode levar ao medo de comportamentos descontrolados ou medo de agredir outra pessoa. Fica claro que esses medos podem ter consequências sociais de longo alcance.

Sophia (49)

"Estou um pouco melhor no momento. Meus filhos têm casa própria e isso traz um pouco mais de paz. Também comecei a fazer voluntariado. Como enfermeira, tive que desistir do meu trabalho por causa do reumatismo há alguns anos. Só de ficar sentada em casa, você começa a se preocupar duas vezes mais. Se você não vê ou ouve mais ninguém, não aguenta mais nada no longo prazo. Isso não é bom para nenhuma pessoa. Portanto, voltei ao trabalho. Há não muito tempo, trabalhei com pessoas que sofrem de demência. É um trabalho muito bom, mas apesar do fato de que meu coração estava lá, eu não consegui aguentar. Agora trabalho algumas manhãs em um abrigo para pássaros. Esses pássaros fazem tanto barulho que não consigo ouvir meus colegas. Além disso, quando fazemos uma pausa, sempre tenho o cigarro como desculpa, aí posso sair se for preciso. Mas é bom estar entre as pessoas de novo, pertencer a algum lugar novamente, isso é bom."

entre as pessoas de novo, pertencer a algum lugar novamente, isso é bom."

Isolamento social

A evitação dos sons de gatilho geralmente determina como é a vida dos misofônicos, causa limitações no desempenho social e, às vezes, até o isolamento social. Viver isolado acaba sendo totalmente prejudicial à saúde.

O isolamento social é quase tão mortal quanto fumar e supera em muito o risco de morrer prematuramente devido à obesidade ou à falta de exercícios. Pessoas solitárias têm maior probabilidade de morrer porque não são fisicamente saudáveis, afirmaram pesquisadores da Universidade da Carolina do Norte em 2016 nos Procedimentos da Academia Nacional de Ciências (Proceedings of the National Academy of Sciences). Para fazer isso, eles se basearam nos resultados de quatro estudos americanos de longo prazo sobre saúde e bem-estar.

Sophia (49)

"Quando o tempo está bom, ficar sentada ou ao ar livre, por exemplo, é quase impossível. Tenho um novo vizinho que gargareja o dia todo. Por isso, tenho que escolher ficar lá fora passando raiva ou ficar dentro de casa o dia todo. O medo pelos sons dominou toda a minha vida. Às vezes fico ocupada pensando em uma festa que será realizada daqui a meses! E quando saio de férias com meu marido, não quero fazer com que ele sinta constantemente que não deveria estar lá.

A misofonia leva você ao isolamento. Sinto-me muito sozinha pelas limitações que a doença traz consigo. Quase nunca vou a uma festa, isso não é possível."

Menno (45)

"Me tornei isolado desde muito cedo. Tive de lidar com dois problemas: era gay e sofri muito com o que mais tarde se chamou de misofonia. Não tinha amigos, sofri muito bullying e no pátio da escola sempre ficava sozinho. Minha mãe conta que durante o ensino fundamental eu queria morrer! Outras crianças estavam sempre me machucando, de vez em quando eu ia para a escola de patins para ser um dos primeiros a ir embora.

Esse bullying durou até parte do ensino médio. Fui para uma nova escola, onde as crianças eram de outro ambiente. De repente, eu tinha amigos e a vida era muito mais divertida, embora os sons de mastigação continuassem a ter um grande papel. Evitei aniversários de amigos e amigas tanto quanto possível. Quando recebia o convite, não pensava 'vamos nos divertir', só pensava em batatas chips e amendoins. Cada vez com mais frequência, consegui evitar essas festas. Você provavelmente conhece o ditado 'a humanidade sofre mais por causa do sofrimento que teme'. Esse é realmente o caso. A certa altura, evitei todas as ocasiões sociais. Por exemplo, não comia com outras pessoas e não convidava ninguém. Essa foi a coisa mais segura a fazer."

A revista HUMO fez uma entrevista em 2016 com Pelle de Koning, psiquiatra e afiliado à UMC de Amsterdã, sobre a misofonia.

HUMO: "Existe o perigo de que os pacientes misofônicos se desliguem completamente do mundo e acabem em isolamento social?"

De Koning: "Esse é certamente um grande problema. Existem poucos lugares onde você não corre o risco de ser confrontado com choramingos, alguém resfriado ou comendo. O mundo é um lugar grande e inseguro para misofônicos, é por isso que estão constantemente estressados. Quando eles entram em algum lugar, sempre verificam se não há fontes potencialmente perturbadoras. Eles vivem em constante tensão. Como terapeuta, você até sente isso quando trabalha com eles; 'Estou sentado aqui com uma coceira nojenta no nariz, mas é melhor me conter, porque sei o que pode acontecer se eu respirar forte agora'."

Ilona (36), mãe de Harrie
"Nossa preocupação não é apenas com sua alimentação e condição física, também tememos que ele esteja cada vez mais buscando a solidão. Harrie tem duas irmãs, no entanto, muitas vezes fica sozinho, buscando o silêncio. Costumávamos comer juntos na cozinha. Devido à misofonia, Harrie a certa altura não conseguia mais comer junto conosco à mesa. Ele ficava com muita raiva. Finalmente colocamos uma mesa na sala de estar, onde Henri, Sanne, Jenny e eu comíamos. Fizemos para Harrie seu próprio espaço na sala de estar, que pode ser fechado por portas de correr. É onde ele come. Podemos nos ver, mas ele não pode nos ouvir. Esse espaço é seu refúgio, seu porto seguro. Outras pessoas, por exemplo, não podem comer lá. Ele também costuma assistir TV com fones de ouvido, de modo que não ouve suas irmãs comendo salgadinhos.
Ele não leva amigos para casa, não marca encontros. Ele não quer ficar fora de casa e não vem conosco quando visitamos alguém. Sair para jantar definitivamente não é uma opção para ele."

Harrie (10)

"Muitas vezes me sento no meu próprio quarto. Isso ajuda, mas não é aconchegante. Eu realmente gostaria de não ter misofonia e comer melhor. Então, não posso simplesmente brincar com meus amigos, até mesmo na escola. Eu vou para os ensaios com minha banda de rua, porque gosto de fazer música. Disse a eles que gosto mais de percussão e agora estou tocando bateria. Tem tanto barulho na banda que nem me preocupo com os gatilhos."

Henri (43), pai de Harrie

"Harrie adora animais. Temos quatro cachorros, mas se possível, eles o evitarão. Ele está sempre com muita raiva na cabeça, e os cachorros sentem isso. Eles não vêm até ele e isso o deixa triste. Eu sempre digo para ele que se acalme primeiro e então os cães virão. Mesmo assim, um dos cães é o seu melhor amigo."

Relacionamentos com os parceiros

Todos podem imaginar que a misofonia não torna o relacionamento com um parceiro mais fácil e pode causar grande tensão. Os divórcios devido às consequências da misofonia não são raros, porque há muitos mal-entendidos. Parceiros dormindo sozinhos porque o som da respiração da outra pessoa evoca tendências agressivas, não poderem ir ao cinema juntos, nunca serem capazes de comer em silêncio sem música, crianças que surtam, nunca poder comer um saco de batatas quando estão juntos, sempre em alerta para os sons ou então em não causar os sons. E não se esqueça: cuidado com o sexo!

SE ALGUÉM ME DESSE OS PAPÉIS PARA O DIVÓRCIO, EU ASSINARIA AGORA, AGORA MESMO! #Ronco #Misofonia

Liam (52)
"A misofonia era dominante em minha família e certamente deixou uma marca negativa. Não era nada legal, todos ficavam estressados, incluindo meus filhos. Não foi a causa do meu divórcio, mas a misofonia certamente contribuiu para isso."

Britt (55), casada com Han
"A misofonia teve um impacto considerável em nossa vida familiar. Claro que não foi apenas drama, também fizemos muitas coisas divertidas. Caso contrário, nunca teria durado. A tensão é menor agora que sei que é um distúrbio e que não é minha culpa, é reconfortante para mim. Tínhamos uma casa cheia de crianças e toda a família era adaptada ao

comportamento de Han. Amigos e amigas que vinham para casa com as crianças eram instruídos sobre isso no início e simplesmente não voltavam mais com o tempo. O computador não podia ficar lá embaixo na sala, ficava lá em cima o tempo todo. Comer juntos era um desastre. Todo mundo ficava tremendo! Eu ficava furiosa com ele regularmente, chorando na minha cama."

Menno (45)

"Bob e eu estamos juntos há mais ou menos 16 anos. Eu era muito apaixonado e gostava dele de verdade, e ainda gosto. Mas, por muito tempo, tive medo das consequências da minha misofonia. Tive medo de parar de gostar do Bob por causa dos sons de mastigação. Seu melhor amigo pode se transformar na pior criatura do mundo em um instante! Certa vez, disse a Bob que se eu falasse que não gostava mais dele e quisesse terminar o relacionamento, ele teria que me convencer de que era por causa da misofonia e não porque eu não o amava mais."

Sophia (49)

"Conheci meu marido quando tinha uns 16 anos. Soube rapidamente que não me casaria com ele, porque ele tinha alergia e estava com o nariz escorrendo. Estamos juntos há 35 anos. Logo lhe contei sobre minha peculiaridade quando se trata de sons. Ele aceitou, embora nem sempre fosse fácil para ele entender. O pior de tudo é que acho que sou muito ausente com aqueles que amo. Meu marido é um amor, no entanto, fico louca com ele. Tento explicar depois que não é isso que eu quero dizer e peço-lhe que seja paciente comigo. Meu marido, especialmente nos primeiros anos de nosso casamento, temia que a misofonia acabasse com nosso relacionamento. Ele está tentando entender o que está acontecendo comigo, mostrei a ele um vídeo há alguns anos, quando esse distúrbio se tornou conhecido. Ele ficou assustado na época, mas agora entende de verdade. É difícil explicar para alguém que não tem misofonia o que está acontecendo com você em um segundo. Os sentimentos de ódio e aversão que fazem você querer chutar alguém até a morte."

Rob (53), parceiro de Renske

"A maneira como ela lida com sua misofonia faz com que não seja tão difícil para mim lidar com a doença. Encontramos uma espécie de harmonia, e isso é importante. Se eu tornar difícil para ela lidar com algo sobre o qual ela não tem controle, atrapalha tudo. Aparentemente sou capaz de fazer isso. É questão de dar e receber."

Bob (47), parceiro de Menno

"Quando o problema dele acabou sendo uma doença, fiquei feliz por ele. 'Veja, não sou louco', disse ele. Ele informou imediatamente a família e os amigos. Não fez diferença para mim. Menno é Menno e eu não me importo se há um rótulo para esse comportamento, acho que tenho uma boa ideia do que acontece com ele quando a misofonia ataca. A maior surpresa para mim foi quando ele me disse, chorando, que se ele terminasse o relacionamento, eu teria que deixar claro para ele que era por causa da misofonia. Estávamos juntos há cerca de oito anos. Por causa de sua misofonia, ele estava quase disposto a deixar esse grande amor ir embora. Então realmente haveria um problema sério.

O Menno pode reagir agressivamente, mas ele não é nada assim. Às vezes esqueço sua condição e às vezes julgo mal, mas estou disposto a aceitar isso por muito tempo. Menno e eu nos entendemos mais do que os outros, portanto posso me adaptar razoavelmente bem à doença dele. Vamos envelhecer juntos, com ou sem misofonia. O alto grau de amor torna mais fácil viver com isso e existem também muitas coisas positivas. Sua misofonia é um pouco minha também. Embora continue sendo difícil de engolir quando ele grita comigo enquanto faço o meu melhor por ele."

Ter um relacionamento ou não?

Existem pessoas com misofonia que, devido a sua condição, optam por não se relacionar com ninguém ou morar sozinhas. Os jovens adultos estão preocupados com sua capacidade de estabelecer um relacionamento com o parceiro ou de fazer parte de um contexto familiar. A coisa vai tão longe, que os jovens já fazem a escolha de não ter filhos simplesmente porque eles não querem sobrecarregá-los com um pai ou mãe misofônicos. Isso geralmente torna mais complicado encontrar um possível companheiro de vida para eles.

Anne (65), mãe de Mila (24)

"Às vezes me preocupo com o futuro da minha filha. Claro, você pode viver com uma deficiência, pode-se aprender. Mas em um relacionamento, não importa qual seja, a misofonia não é fácil. O primeiro artigo que li sobre a misofonia foi em uma revista. Uma mulher estava dizendo que ficava incomodada com os barulhos de mastigação dos filhos pequenos e isso me preocupa. Por outro lado, Mila e eu também conseguimos criar uma paz e um sossego que gostamos muito."

Hannah (15)

"Eu tenho um namorado, ele é a primeira pessoa fora da família que eu contei sobre minha misofonia. Ele me faz pensar mais sobre o futuro e, francamente, há muito medo nisso. Tenho medo de me divorciar por causa da misofonia ou de que a minha relação com os meus filhos não dê certo. Espero que melhore, já consigo lidar melhor com ela. É disso que se trata e é nisso que estou trabalhando! Não acho que os outros precisam se adaptar à minha misofonia, não quero que meu irmão mais novo não possa brincar com seus Legos quando estou em casa. Quero que minha mãe possa comer uma maçã quando eu estiver por perto. Só quero poder ir ao cinema com minha família. Está na minha cabeça, então o problema é meu."

Babs (47)

"A loucura é que posso tolerar os sons de mastigação do meu amigo, que estão bastante presentes, trabalhamos na mesma empresa. Quando estou no restaurante, posso localizá-lo pelos sons de sua mastigação. Acho que posso tolerar isso porque não vivemos juntos. Temos uma relação há 15 anos, mas vivemos separados. A riqueza de morar sozinho! Só fazemos coisas legais quando estamos juntos e isso aparentemente prevalece."

Jessica (17)

"Claro, estou preocupada com o futuro distante. Parece difícil viver com misofonia e ao mesmo tempo ter filhos. Às vezes acho que seria melhor não ter nenhum relacionamento, mas não é isso que eu quero. Espero que a essa altura, tenha encontrado uma maneira de me controlar ou de manter a misofonia sob controle. De qualquer forma, o futuro é uma motivação para continuar praticando."

Charlotte (34)

"Ele não merece isso, mas eu realmente tenho mais sentimentos negativos em relação a ele do que sentimentos amorosos. Tudo que vejo é como sua garganta se move e a maneira irritante como ele escova os dentes e respira. O que ele faz e diz vai mais ou menos além de mim. Quando o conheci, a misofonia não era tão ruim assim. O fato de termos um filho juntos me faz ficar com ele. Caso contrário, eu preferia morar sozinha novamente."

Alívio

Muitas pessoas recebem com afeição o reconhecimento de seu problema. O simples fato de que as reações excessivas a sons específicos receberam um nome foi um alívio para muitas pessoas com essa condição e seus entes queridos, que têm de lidar com isso. Afinal, agora certos comportamentos podem ser explicados e se cria mais compreensão. Frequentemente, você também vê que os parceiros "saudáveis" são (se tornaram) inseguros, porque a outra pessoa repassa seu desconforto misofônico para eles repetidamente.

Liam (52)

"De repente, a palavra misofonia apareceu. Foi um grande alívio. Já passei por tanta merda, que isso faz você se sentir um perdedor. Enviei a informação para a família e amigos. Isso resultou em mais compreensão."

Britt (55), casada com Han

"É claro que tentei entendê-lo. Han sempre disse que preferia ser um eremita, achei que suas explosões fossem por causa disso. Eu não entendia nada sobre sua raiva e muitas vezes pensei que fosse por minha causa. Então tentei me adiantar sobre a raiva dele, não cantar, não assobiar, definitivamente, não no carro! É por isso que eu só canto quando ele não está em casa. Nada de gomas de mascar, nada de maçãs. Comemos biscoitos ao mesmo tempo. Quando ele vai fazer compras e volta muito irritado, eu tenho que pagar por isso. Fora de casa, ele pode se controlar, mas uma vez em casa, ele reage. Com o tempo, desenvolvemos algumas estratégias para tornar as coisas o mais agradáveis possível na mesa para Han - e, portanto, para todos. Durante o jantar, por exemplo, a música está sempre tocando. Também o ajuda quando ele está comendo sozinho. Ele fica de olho no quanto os pratos estão vazios, para que não seja o primeiro a terminar e depois ter que ouvir os sons de comer dos outros. E se ele realmente não consegue lidar, ele sai da mesa."

Em parte, obrigado a Damiaan Denys, depois de 35 anos de correrias na hora do rush, sei que tenho #misofonia e que existe um tratamento para ela. #AMSTERDAMUMC #obrigado #zg15

Reconhecimento! Obrigada, obrigada, obrigada! #Misofonia. Vou emoldurar seu artigo. Depois que eu esfregar na cara deles, da minha família e dos meus ex-namorados :-)

Wouter Monden (37)

"Minha vida com a misofonia passou por dois momentos decisivos. O primeiro foi quando eu tinha uns 25 anos. Até então, eu era um ator fantástico, guardava tudo dentro de mim. No máximo ficava um pouco mal-humorado ou sarcástico. Reagia fazendo muito de tudo, comia muito, bebia e fumava e todo esse tipo de coisa. Comportamento de fuga! Não é nada saudável.

Outro momento decisivo ocorreu alguns anos depois. Mais uma vez, eu estava procurando na internet por pistas sobre minha sensibilidade auditiva, nunca tinha conseguido encontrar nada sobre isso antes. Então, encontrei a palavra: MISOFONIA. Afinal, tem nome e é um distúrbio! Foi um grande alívio, isso significava que eu não estava louco. E distúrbios podem ser curados, então talvez algo possa ser feito a respeito. Até essa descoberta, eu não era franco sobre o quão ruins ou intensos meus sentimentos eram. A compreensão de ter um distúrbio tornou mais fácil de contar às pessoas ao meu redor. Mas o que acontece então? Todo mundo tem misofonia! 'Oh sim, sim, eu também tenho isso, muito irritante'. Ops... Irritante? IRRITANTE? Querer enfiar a cabeça de alguém na porta da frente, isso que é irritante! A misofonia é realmente diferente de apenas ser incomodado por algum barulho."

Intimidade e sexo

A intimidade e a sexualidade são frequentemente mencionadas ao mesmo tempo. No entanto, a intimidade é diferente da sexualidade. A intimidade é geralmente descrita como um sentimento de conexão e de ter espaço e segurança para compartilhar todos os seus pensamentos e sentimentos mais profundos com outra pessoa. Sexualidade trata de sensações, desejos e vontades sexuais. Em um relacionamento amoroso, fazer sexo fortalece a intimidade entre os dois parceiros.

Mas e se você já tiver medo dos sons, no caso de um contato íntimo?
Quando você faz contato íntimo com alguém, mas também durante um orgasmo, você produz o hormônio ocitocina, que também é chamada de "hormônio do amor". A ocitocina faz você se sentir conectado ao seu parceiro. O sexo é, portanto, importante e é a forma como a maioria das pessoas experimenta a ocitocina. É uma comunicação não verbal e, dentro de um relacionamento amoroso, geralmente é exclusiva. É uma forma de se conectar, mas também de perdoar, alinhar ou reencontrar um ao outro. Quando falta intimidade ou sexo, os problemas de relacionamento estão à espreita. O que você faz quando acha a intimidade difícil e já teme sons desse tipo de contato?

Charlotte (34)
"O medo de gatilhos torna cada vez mais difícil para mim ter contato íntimo meu namorado, quanto mais dividir a cama. Há dias em que mal consigo olhar para ele, por causa dos

gatilhos visuais. Anseio por intimidade e claro que isso também é muito doloroso para ele..."

Quando você fala com misofônicos sobre intimidade e sexo, você terá histórias muito diferentes. Alguns não querem falar sobre isso; outros o fazem, mas não querem que seu nome seja mencionado. Algumas pessoas com misofonia grave não experimentam os gatilhos durante o sexo, enquanto outras fazem amor com o uso de protetores de ouvido. Não importa o que aconteça, a misofonia também acaba sendo um problema entre os lençóis.

Influência na vida sexual

Muitas pessoas argumentam que a misofonia, direta ou indiretamente, afeta sua vida sexual. A forma indireta é o cansaço, o que significa que não têm vontade de fazer sexo. Os misofônicos também tendem a se retrair e alguns o fazem indo para a cama cedo. Há casais que não dormem mais juntos por causa da misofonia e isso não conduz a uma boa sessão de sexo! Existem também misofônicos que ficam felizes por serem aliviados dos estímulos diários quando estão na cama e querem se concentrar principalmente no descanso.

Emma (32)

"Felizmente, durante os momentos íntimos isso não me incomoda, mas a misofonia afeta nossa vida sexual. Todos os dias, lido com todos os estímulos e gatilhos de uma forma que quero, especialmente, limpar minha cabeça quando estou na cama. Lido melhor com isso dentro da minha própria bolha, com uma série de TV ou um livro. Bem, isso não é muito sexy, é claro."

Com um pouco de imaginação, você deve ser capaz de imaginar que sexo não é divertido para ouvidos misofônicos. Beijar já é uma coisa longe demais para muitos, enquanto fazer amor deveria ser relaxante. E relaxar é tão importante para os misofônicos!

Babs (47)

"Os sons durante o sexo geralmente não me incomodam. O que eu acho horrível, no entanto, é o som de corpos batendo uns nos outros. Essa é uma área proibida para mim. Essa é também a razão pela qual nunca assisto pornografia."

Nem todo mundo compartilha suas descobertas misofônicas durante o sexo com seus parceiros. Alguns não compartilham por vergonha, mas também porque sentem que seus parceiros já estão sobrecarregados o suficiente. Outros conversam sobre isso e frequentemente procuram soluções possíveis. Colocar música durante as preliminares é uma delas. Além disso, os protetores de ouvido também são uma solução para muitos.

Eva (28)

"Eu tentei evitar beijar o máximo possível, odeio esse som. No calor do momento, o beijo acontece, mas isso é arriscado porque às vezes eu paro imediatamente o sexo. Protetores de ouvido realmente são uma dádiva de Deus, não são muito sexy, mas são eficazes! O sexo oral era impossível no início. Agora, quando estou relaxada e coloco meus protetores de ouvido, não me importo. Meu parceiro está feliz e eu também. Portanto, usarei protetores de ouvido qualquer dia da semana."

Ava (34)

"Minha misofonia tem grandes consequências na intimidade do meu relacionamento. O som da respiração pesada, beijos e assim por diante, me incomodam muito.

Sinto a raiva crescendo quando ficamos mais íntimos, o que me deixa com nojo de mim mesma por causa da raiva que sinto. Meu marido sabe da minha misofonia, tenta relevar isso, mas ele não sabe que eu também sofro com isso em nossos momentos íntimos. Eu amaldiçoo a misofonia! Isso tem grandes consequências em muitos níveis..."

Incompreensão

A misofonia não é "visível", portanto, quase ninguém consegue avaliar adequadamente quantos problemas alguém tem ou em que esses problemas consistem. Para pessoas sem misofonia, às vezes é difícil imaginar como é ter essa condição. A ignorância ou mal-entendidos podem causar frustração e tensão, o que pode levar ao agravamento da misofonia. A solidão pode ser consequência de se sentir incompreendido, porque você perde o contato com familiares, amigos ou colegas. Você também pode começar a se sentir supérfluo ou inútil.

Bob (47), parceiro de Menno
"Nunca pensei que Menno fosse estranho com sua 'alergia' aos sons de mastigação. Saímos para velejar bem no início do nosso relacionamento. Quando eu queria comprar e estocar biscoitos, batatas fritas e assim por diante, ele me contou sobre sua misofonia no supermercado. Tudo bem, pensei, que assim seja! Mas não achei que isso teria tanto impacto na vida dele, assim como na minha."

A misofonia é muitas vezes menosprezada como "um problema com sua audição" e "essa pessoa não aguenta nada". As consequências desastrosas para o corpo e a vida social são esquecidas pela maioria. Outras doenças conhecidas e identificáveis são frequentemente levadas mais a sério. No entanto, a misofonia também pode ter um impacto enorme em sua vida, dependendo da intensidade em que se manifesta.

Muitos misofônicos sofrem em silêncio. Eles têm medo principalmente da reação da outra pessoa, na qual a incompreensão desempenha um papel importante. Ainda assim, existem parceiros de vida ou pessoas dentro de seu ambiente (de trabalho) que insistem em "não seja assim" ou "apenas não ouça". Que este livro possa contribuir para sua compreensão!

O dia todo o rádio falou dessa tal de #misofonia... o enésimo termo para loucura e intolerância! #GeraçãoMimimi

Ursula (44)
"A pior coisa sobre meu parceiro é a maneira como ele come. Meu marido é uma espécie de bárbaro, um primitivo, alguém que você pode ver saindo de uma caverna com um morcego. Eu me apaixonei por isso, mas claramente tem um lado negativo. Mesmo sendo pior, ele não se incomoda com a minha misofonia, de maneira alguma. 'Não é problema meu, eu só preciso poder comer'. Então, eu não me sinto levada a sério por ele. Ele vê isso como coisa de mulher e pensa que é um absurdo. Eu o fiz ler um artigo sobre misofonia em uma revista feminina, ele apenas me disse para colocar meus fones de ouvido."

Antoinette (44)
"O meu parceiro pode ficar aborrecido comigo quando digo que me incomodo com certos ruídos. Ele não consegue compreender muito bem, porque ele próprio não se sente assim. O sentimento que surge é difícil de lhe explicar. Não sou uma pessoa confrontadora; não quero provar que estou certa. É desconfortável ter que dizer a ele sempre que algo está me incomodando. Tornei-me bastante inventiva para resolver certas coisas sozinha, mas nem sempre consigo fazer isso."

Bob (47), parceiro de Menno

"Na verdade, sempre comemos no sofá em frente à TV. Quando vamos a um restaurante, Menno sempre se senta no canto da mesa para poder ir embora se necessário. Nossa vida social também sofre, embora seja muito menos agora. No passado, Menno nem sempre ia a festas comigo. Quando ele aparecia e ia embora de repente, eu não gostava.
Quase não como mais 'snacks'. Costumava comer doces, principalmente à noite. Sentado no sofá com um saco de doces ou um saco de batatas fritas. Não era um luxo supérfluo, porque meu peso estava constantemente em um limite inferior. Portanto, eu tinha que comer, mas às vezes ia para a cama com fome porque meu parceiro tinha misofonia. A misofonia de Menno é difícil, mas nosso relacionamento é muito saudável. Acho que se nosso relacionamento fosse ruim, o problema seria maior. Claro, de vez em quando eu também posso pensar 'vá se lascar com o seu incômodo'. Eu o culpo às vezes. Isso não faz sentido, mas acontece. Enquanto você sabe que não há nada que ele possa fazer sobre isso."

Ursula (44)

"Na semana passada, tirei uma colega do meu carro. Ela sentou-se ao meu lado e puxou uma cenoura. Isso realmente não vai acontecer, comer uma cenoura crua no meu carro! Expliquei a ela do que se trata a misofonia e que a cenoura não era bem-vinda. Ridículo, eu estava agindo como um bebê. Dei a ela uma escolha: não comer a cenoura ou andar. Ela foi andando."

Felizmente, também existem pessoas que entendem:

Comer sim uma salada crocante, mas passar de um "vagão silencioso" para um normal. Tudo para quem sofre de #misofonia

Wouter Monden (37) é um comediante holandês. Um comediante com misofonia! Em uma de suas apresentações, ele fala sobre a doença:

"A razão de eu falar sobre isso no palco, ou melhor, falar sobre o porquê isso não está mais no meu show, é muito simples. Eu falo sobre as coisas que experimento na vida, e a misofonia faz parte dela. Quando eu fiz aquela apresentação, eu tinha acabado de fazer o tratamento, então estava tudo mais proeminente do que de costume. Eu também gosto de falar sobre isso porque quero que as pessoas saibam que a misofonia existe, do que se trata e o que ela faz com você. A misofonia me molda; coisas que faço ou não faço ou como reajo, tudo vem daí, entre outras coisas. Se eu tivesse apenas uma perna, eu falaria sobre como é viver com uma perna só. Nesse aspecto também se explica por que faço as coisas que faço. Quando digo que estou com vontade de estrangular um colega, tenho de explicar o porquê. Se é porque ele come como um cachorro faminto, você deve saber por que isso é um problema para mim."

A hipocrisia costuma ser uma razão para interpretar mal a misofonia. Um misofônico pode facilmente saciar-se com um saco de batatas fritas e comê-las de forma audível. Por outro lado, ele não permite que pessoas próximas a ele façam o mesmo. Isso muitas vezes dá origem a resistência.

Menno (45)

"Você não está sozinho com sua misofonia, você também a desconta em seu parceiro. A misofonia faz você parecer não só egoísta, mas também hipócrita. Eu posso comer batatas chips, ele não. Isso é difícil para nós dois. Mas eu não me sinto mais culpado. Em algumas circunstâncias eu ainda decido o que acontece, às vezes é tedioso. Em casa, sou eu quem preparo as refeições. Assim, eu me encontro no controle do que haverá para o almoço ou jantar."

Gabriël (40)

"Não é muito legal. Eu sei que tenho misofonia, mas francamente, nunca me incomodei com isso. É uma parte de mim, eu aceitei isso. Mas ultimamente tenho me envolvido um pouco mais com isso e tenho prestado atenção, por exemplo, em quantas vezes por dia fico incomodado com sons. É contínuo, e isso é o que não é legal mesmo.
Graças às reações em um blog que escrevi, fiquei mais envolvido no assunto. Não tinha ideia de que era rotulado como um distúrbio. Então, na verdade, não posso fazer nada a respeito, embora consiga ver que sou eu quem tem o problema. Talvez agora também seja mais fácil para minha família entender que não posso controlar, que simplesmente acontece. Minha esposa às vezes me diz que preciso me concentrar em outras coisas quando minhas veias estão saltando no pescoço, mas aparentemente isso não é possível. Eu também não sabia que existia um tratamento para isso. Vou ver se isso é algo para mim, afinal, a misofonia exerce bastante pressão sobre minha vida familiar. E se eu puder influenciar isso de uma forma positiva não só para mim, mas também para minha esposa e filhos, certamente o farei."

Família

A misofonia geralmente causa grande pressão nas famílias. Para prevenir explosões, todos costumam ser cautelosos ou os misofônicos se isolam pelo mesmo motivo.

Lisette (45), mãe de Hannah
"Seu distúrbio tem muitas consequências para nossa família. Quando Hannah não está aqui, seu irmão mais novo brinca com Legos, nós cantamos e tocamos piano. Os fins de semana e feriados são os mais estressantes para nossa família, porque Hannah ficará em casa a maior parte do tempo."

Pais com misofonia

Quando você tem filhos misofônicos, na maioria dos casos, sua adaptabilidade é muito requerida. Em geral, as coisas vão bem até os filhos completarem seis anos. Até então, os misofônicos geralmente sofrem pouco ou nenhum incômodo com os sons de mastigação e da garganta das crianças. Ainda não se sabe por que isso funciona dessa maneira, mas é possível que uma maior consciência das normas desempenhe um papel nisso. Afinal, você pode esperar que as crianças a partir dessa idade não façam mais barulhos indesejados com a boca. Se ainda o fizerem, será considerado desnecessário. No entanto, alguns misofônicos não toleram certos sons dos próprios filhos, independentemente da idade.

As crianças estão assistindo um filme e comendo pipoca. Eu vou lavar roupa... #Misofonia

Wouter Monden (37)

"A escolha de me tratar na UMC de Amsterdã foi devido ao nascimento da minha filha. Todos os pais sabem o tipo de impacto que a chegada de um bebê tem e isso não foi diferente para mim. Minha vida inteira virou de cabeça para baixo! Eu ficava cansado das noites sem dormir e tinha muito trabalho a fazer ao mesmo tempo. Meus níveis de estresse dispararam. A certa altura, fiquei tão agitado e nervoso com o choro da minha filha que a coloquei de volta no berço porque tinha medo de machucá-la. Percebi que acabaria em situações como essa com mais frequência. Também sabia que um dia minha filha chegaria a uma idade em que eu poderia responsabilizá-la por fazer barulhos ao comer. Então, era hora para um tratamento. Fiquei muito feliz por poder ir para a UMC de Amsterdã depois da admissão."

Crescendo seguro

Quando filhos estão envolvidos, às vezes precisam ser protegidos das explosões dos pais misofônicos. Os pais "saudáveis" muitas vezes precisam fazer uma separação impossível. Eles querem proteger seus filhos da raiva surreal, enquanto, por outro lado, não querem falar mal do parceiro. A reação do pai misofônico aos filhos é, portanto, muitas vezes uma grande preocupação para ambos os parceiros. Eles querem que a criança possa crescer com segurança e não tenha que ter medo. O pai com misofonia geralmente se sente culpado após uma explosão, ou quando nega aos filhos algo saboroso ou divertido, para evitar uma explosão. Ambos os pais obviamente querem proteger seus filhos da raiva. Eles não querem que os filhos se sintam rejeitados e culpados, ou que tenham que andar na ponta dos pés. Além disso, as crianças correm o risco de adotar intolerância a certos sons.

"Com minha filha, tenho que buscar um equilíbrio quando se trata de sons de mastigação. Eu considero se o barulho que ela faz é socialmente aceitável ou se é apenas irritante para mim. Minha namorada também faz ajustes nesse sentido, se minha filha quer sugar um canudinho em um copo já vazio, ela também diz 'não faça isso.' Claro, minha filha sabe que eu não gosto de certos sons. Tem um CD holandês com a música The Sandwichboogie, a música termina com muitos estalos e sons de boca e é proibida no carro. Ela sabe disso."

Se sentindo culpado

Sentimentos de culpa são comuns entre pais que têm um filho que emite sons de gatilho. O amor dos pais pelo filho não é compatível com a raiva que sentem quando o filho emite um som inocente. Isso pode causar confusão para a criança.

Han (56)

"Minha misofonia certamente sobrecarregou minha família. Eu me sentia como um terrorista, porque realmente ficava com muita raiva. Para mim, é lutar ou fugir. A hora do jantar era terrível para nossa família. Todos comiam o mais rápido possível para sair da mesa. Eu tirei muita coisa de meus cinco filhos quando eles eram pequenos. Acho que afugentei seus amigos. Todos os meus filhos quiseram sair de casa mais cedo, não sei se foi por causa da minha misofonia, mas não me surpreenderia. Quando soube que a origem de minha raiva tinha um nome, pedi desculpas aos meus filhos. A propósito, é um alívio saber agora o que está acontecendo comigo. Sempre pensei que isso era causado pela maneira como fui criado. Fui criado com firmeza, meu pai fazia muito barulho com a boca. Tentava evitá-lo, mas não havia como escapar. Além disso, quando meus avós vinham me visitar, eu ficava muito irritado. Como eles tinham que vir de trem, eles sempre ficavam lá algumas noites. Eu não ficava feliz com isso, não era exatamente um banquete à mesa.

A pior coisa era ir à igreja no domingo. Não só nós recebíamos três balas de hortelã, mas outras crianças também. Isso me levava ao limite.

Não gosto de multidões, gosto de ficar sozinho. Minha filha mais nova ainda mora em casa e também suspeitamos que ela tenha misofonia. Estou ansioso para o dia em que ela vai sair de casa, anseio por paz e sossego. Eu me sinto péssimo tendo pensamentos como esse.

No outro domingo, perguntei à minha filha se ela tinha feito algo útil naquele dia além de seus próprios negócios. Ela respondeu que havia lido um livro para sua lista de exames. Com a observação: 'Assim posso sair daqui o mais rápido possível, é isso que você quer, não é?' Isso realmente não é legal. Mas, sendo muito honesto, ela está certa. Meus filhos são sempre bem-vindos, mas gosto quando eles vão embora."

Jovens com misofonia

Rebelde, inseguro e, ah, o corpo: puberdade! As mudanças podem trazer muita inquietação na criança e na família. Frequentemente, esse período causa muitos problemas em casa.

A puberdade é o período em que os jovens desenvolvem sua própria identidade. Os "pubescentes" olham criticamente para seus educadores, mas também para si mesmos. Não apenas seu corpo muda, mas também o sentimento que eles têm sobre si mesmos. Os pubescentes procuram quem querem ser e se veem como o centro das atenções. Isso pode levar à insegurança.

Ter misofonia não facilita as coisas para esses jovens. Frequentemente, a condição não é imediatamente reconhecida e as reações violentas aos gatilhos são atribuídas a essa terrível puberdade.

Ah, então eu não era só um adolescente chato ou intolerante... *#Misofonia*

Jessica (17)

"Realmente começou quando eu tinha uns doze ou treze anos. Todo mundo às vezes se irrita com a maneira como as outras pessoas comem, e eu também. Um dia fiquei muito brava quando ouvi meu pai comendo batatas fritas e corri escada acima, chorando. Desde então, as coisas pioraram. Quando eu tinha cerca de quinze anos, subi novamente com raiva, porque as pessoas estavam comendo muito alto. Comecei a procurar informações no meu celular, porque senti que havia algo muito errado comigo. Depois, mandei um aplicativo sobre misofonia para minha mãe. Fomos ao médico, que nunca tinha ouvido falar disso. Ele me mandou para um psicólogo, mas não deu certo porque ele também não sabia de nada. Então, fui ao pediatra que já estava me tratando para TDAH. Ele me encaminhou para a UMC de Amsterdã."

Adolescentes com misofonia tendem a seguir seu próprio caminho ainda mais do que os jovens "normais". Isso geralmente é causado por evitar a situação ou uma consequência da ansiedade de antecipação. Durante a adolescência, é difícil escolher seu próprio caminho de qualquer jeito, porque o impulso e a coerção do ambiente adolescente dificilmente permitem isso. Se você evitar alguma situação, por exemplo, devido às consequências da misofonia, seus colegas logo o verão como um estranho. Geralmente não é isso que os jovens escolhem fazer, eles querem pertencer a algum grupo.

Força Total

Na maioria dos casos, os jovens expressam sua raiva ou aversão com mais facilidade do que os adultos. As crianças costumam se expressar com mais facilidade para os pais do que, por exemplo, para colegas de classe ou professores. Muitas vezes, os jovens já tiveram que se conter o dia todo na escola, e então descarregam tudo em casa.

Hannah (15)

"Minha vida familiar não é nada legal. Minha sensibilidade aos sons é o principal motivo para isso, mas também me sinto diferente dos outros. Tenho o melhor relacionamento com meu pai. Minha mãe é quem me causa mais gatilhos, então fico mais irritada com ela. Além do fato de ter medo de perder o controle, também tenho medo de magoá-la com minhas declarações.

As coisas são muito melhores fora da família. É por isso que mantenho minha vida escolar e minha vida familiar totalmente separadas. Por exemplo, eu não falo muito sobre a escola com meus pais e eles não me perguntam sobre, isso é o que combinamos. Eu tiro boas notas, então não preciso falar. Tenho medo de, ao falar sobre isso, ficar muito mais sensível aos sons da escola. Eu realmente não quero isso, porque eu gosto muito da escola."

Lisette (45), mãe de Hannah
"Hannah é afastada de sua família, embora as coisas pareçam estar um pouco melhores agora. Ela pode comer à mesa hoje em dia, mas ela se senta estrategicamente, com seus protetores de ouvido colocados. Ela vai se sentar longe de mim. Eu sou o seu principal gatilho! Ela nunca consegue se sentar ao meu lado, nem mesmo no sofá. Felizmente, não consigo levar isso para o lado pessoal, embora às vezes fique triste, é claro.
Não é fácil quando seu filho sempre demonstra que você o irrita. Mas posso separar a deficiência da 'pessoa Hannah'. Digo a mim mesma que é a misofonia, e não a Hannah. No entanto, não posso ter um bom relacionamento com ela. Não há nada que possamos fazer juntas como uma família. Uma das coisas que fazemos na véspera de Ano Novo é dar uma olhada nas fotos do ano passado. Hannah não está mais em lugar nenhum. Isso machuca.
Assim, a vida é impossível. Sempre há tensão, sempre há algo para acontecer. Outro dia, peguei algumas batatas fritas que sobraram. Hannah voou de sua cadeira, derrubando um laptop no chão; Hannah ficou com raiva, seu pai ficou com raiva. Mas sempre vou lutar por ela, ela é minha filha."

Annemarie (41), mãe de Jessica (17)
"Estamos tentando tornar a vida o mais suportável possível para Jessica. Jessica tem que se sentar à mesa enquanto come, ela não pode mais comer lá em cima. Ela pode colocar seus protetores de ouvido e colocar a música no máximo, mas pelo menos ela se senta à mesa. Comer não é divertido

em casa, comemos e saímos da mesa com pressa. Se você quiser perguntar algo à Jessica, tem que gritar trinta vezes antes de receber uma resposta, porque ela não pode te ouvir. Meu relacionamento com ela não é ruim, mas é diferente de minha outra filha e filho. Temos muitas brigas, nossas personalidades se chocam e a misofonia realmente não torna isso melhor. Felizmente, Jessica está começando a aceitar minha ajuda. Por exemplo, foi comigo que ela praticou durante a terapia; eu era familiar para ela. Aquilo foi legal. Antes ela se retiraria. Mas o fato é que não posso levá-la em consideração constantemente, o mundo não gira em torno dela."

A maioria dos jovens misofônicos se sentem culpados em relação aos pais e irmãos por causa de seus comportamentos problemáticos e da raiva. Eles sabem que, com suas reações extremas, influenciam e às vezes até determinam completamente a vida familiar. Quando a vergonha desempenha um papel importante na vida dos jovens, ela pode ter um impacto negativo em sua autoestima. Este também é o caso de pacientes adultos, mas tem um impacto maior para crianças e jovens

Aleluia! Meu pai está sentado do meu lado bocejando e eu TÔ PIRANDO! #Misofonia

Mila (24)
"Acho que minha misofonia e tudo relacionado a ela é mais difícil para minha mãe do que para mim. Ela teve que me criar e não sabia o que estava acontecendo comigo. Ela recebia comentários de todo mundo. Fora de casa, pareço sofrer menos do que quando estou em casa. De qualquer

jeito, fico com raiva em casa e muito menos fora de casa. Eu me sinto mais no controle lá fora. Só fico com raiva da minha mãe, não sei por quê. Na escola e no trabalho, não me incomoda muito. Portanto, não me preocupo com o futuro, não me preocupo com isso agora."

Dica:

Os adolescentes muitas vezes acham que todos devem levá-los a sério. Claro que você deseja ajudar seu filho tanto quanto possível, por exemplo, levando em consideração sua sensibilidade. No entanto, você não ajuda seu filho tentando evitar totalmente os aborrecimentos, pisando em ovos para evitar qualquer gatilho. Também é importante proteger os seus próprios limites.

Crianças com misofonia

O pai de uma criança com misofonia é muito preocupado. Afinal, a doença não tem cura e pode ter um grande impacto na vida de alguém e de seus entes queridos. Não é isso que você, como pai, deseja para seu filho. Você quer que seu filho seja feliz.

Ilona (36), mãe de Harrie (10)

"Harrie era uma criança feliz quando era um bebê. No entanto, comer já era um problema para ele naquela época. Ele podia olhar bravo de verdade para você durante a refeição. Quando ficou um pouco mais velho, ele também começou a falar. Cerca de três anos atrás, pesquisei na Internet e encontrei a descrição da misofonia. Então, Harrie tinha misofonia! Os sons de mastigação não eram seus únicos problemas; ele também não queria comer, por isso o examinamos psicologicamente. Eles o diagnosticaram com misofonia. Nenhum diagnóstico de TDAH, DDA ou TGD-SOE.

Achamos que seus problemas alimentares foram causados pela misofonia, ele não gosta de todos os tipos de comida e quase não come. Harrie atualmente tem um IMC de 14, o que significa que ele está abaixo do peso. Portanto, estamos muito preocupados. A condição física de Harrie é ruim; ele tem dor por todo o corpo. Existem algumas coisas que ele come, mas geralmente não são tão saudáveis. E uma pílula de vitamina sozinha não ajudará muito. Às vezes, ele come doces e coisas do tipo. E batatas fritas. Estou pronta para permitir isso, fico feliz com tudo que ele ingere. Eu sei que não é bom, mas neste momento não vejo outra solução. Por meio do clínico geral, finalmente entramos em contato com o consultório de um psicólogo, espero que eles possam nos ajudar.

Não sabemos se estamos fazendo a coisa certa com o que fazemos. O tratamento na UMC de Amsterdã só é possível a partir dos 12 anos, não temos ideia de qual pode ser a solução e a situação se torna insustentável. Não só para Harrie, mas também para as meninas e para nós. Ele pode ficar muito nervoso, geralmente já começa no café da manhã, ele imediatamente busca o confronto. Enquanto a irmã, por exemplo, deixa os flocos de milho amolecerem na boca antes de mastigar, ela come com muito cuidado, ela está fazendo o possível de verdade para não deixá-lo com raiva.

Se ele está com outras pessoas ou na escola, ele pode se conter. Harrie pode atuar muito bem, ele coloca uma máscara. Mas em casa ele deixa isso de lado. Às vezes é demais para mim, então seu pai, Henri, tira uma semana de folga para cuidar de toda a casa, o que me dá a oportunidade de me recuperar. Daí eu posso relaxar um pouco e depois daquela semana, eu posso voltar a fazer isso, mais revigorada. Mas neste momento, realmente não sabemos o que fazer. Fizemos tudo o que podíamos. Demos a ele uma estrutura diária, permanecemos doces e consistentes. Cheguei a escovar seus cabelos três vezes ao dia, porque ajudaria. Nada o está ajudando verdadeiramente, realmente não sabemos mais para que lado nos virar.

Como um jovem escritor, Harrie escreveu sobre sua misofonia no jornal local. Como resultado, vários artigos sobre ele apareceram na mídia nacional. Pensamos cuidadosamente se deveríamos continuar com isso. No final, decidimos fazê-lo porque esperávamos que alguém com uma solução pudesse ler. Infelizmente, isso não aconteceu. Receio não poder suportar mais a curto prazo! Estou ficando sem energia. Não sei onde terminam suas limitações. Por exemplo, ele está começando a achar que tudo está sujo. Ele esteve recentemente no meu trabalho, onde cuido de idosos levemente dementes. Ele não tocou em nada, mas quando estávamos em casa ele esfregou muito as mãos por muito tempo. E ele estava com raiva."

Henri (42), pai de Harrie

"O fato de agora sabermos o que está acontecendo com Harrie não é um alívio para nós, como é para os outros. Não há cura."

Como pai de uma criança com misofonia, você se depara com um grande desafio. Você não está lidando apenas com uma criança frustrada, mas com uma família inteira que está sofrendo. Afinal, toda a família tem que se adaptar continuamente às demandas do misofônico para não acabar em conflitos constantes. Frequentemente, o observador externo e ignorante também se expressa sobre como criar os filhos. Acham ridículo a criança comer na frente da TV ou no próprio quarto.

Anne (65), mãe de Mila (24)
"Muitas vezes tive um sentimento de culpa em relação à minha filha. Eu era mãe solteira e, claro, meu círculo social comentava sobre minha maneira de criá-la. Sempre tive que me defender das sensibilidades de Mila. Por que ela não come na mesa? Por que não isso? Por que não aquilo? Como não tive orientação, fiz o que achei melhor para minha filha, por isso não comemos juntas, nunca. Mila come na frente da televisão, eu comerei na mesa. Fazemos isso há tanto tempo, estamos acostumadas. Comer juntas simplesmente não é uma opção, mesmo quando eu não faço nenhum barulho de mastigação, ela me observa comer e sempre encontra algo para reclamar. Não é muito relaxante quando você leva o garfo em direção à boca e alguns olhos estão fixos em você. É por isso que gostamos desse jeito. Nunca convidamos ninguém para jantar, eu apenas não tenho vontade de explicar por que não comemos juntas à mesa. Frequentemente, não é compreendido de jeito algum! Não é que eu tenha vergonha de mencionar a misofonia. Para nós, faz parte da nossa existência, mas estou feliz que agora tenha um nome, isso explica muita coisa. Anteriormente, pensamos que as coisas aconteceram por causa de seu DDA. No entanto, pode muito bem ser que muitos de seus sintomas, incluindo perda de concentração, sejam causados pela misofonia."

Mila (24)
"Lembro-me muito bem daqueles relógios no vovô e vovó. Aquele som me deixava louca! Todos os relógios tinham que

ir para o quarto de hóspedes quando eu ia visitá-los. Posso ouvir tudo. Ainda tenho aquele 'problema de calor ou frio'. Uma rajada de vento frio no rosto me incomoda muito. Ou sentar em uma cadeira que ainda está quente de quem estava sentado antes. Sério... eca!"

Ilona (36), mãe de Harrie
"Acima de tudo, falta sociabilidade às meninas. Jenny prefere sair, Harrie tem mais problemas com ela. Jenny é um ano mais nova, mas ela tenta fisicamente superá-lo, porque ele não come. Ela também fica com raiva dele, porque ele garante que nem sempre seja agradável em casa."

Jenny (9), irmã de Harrie
"Comer com Harrie não é divertido. Ele está sempre me observando ou dizendo alguma coisa. Eu tento mordiscar minha comida primeiro, tanto quanto possível, para que não faça barulho. Acho patético para ele que ele tenha que comer em outro lugar, mas eu o entendo. Ele fica muito bravo. Então, muitas vezes fico brava com ele."

Sanne (11), irmã de Harrie
"Harrie não se enturma de verdade, porque ele fica sozinho quase que a maior parte do tempo. Sinto muita pena dele, mas também quero fazer uma refeição relaxada. E não há como fazer isso quando ele está sentado à mesa ou perto da televisão. Quando Harrie e eu estávamos na mesma classe, sempre levava fones de ouvido para ele nos intervalos. Tento ajudá-lo."

Diferença na reação

A resposta aos gatilhos em crianças e adultos geralmente é diferente. As crianças costumam se expressar verbalmente de forma agressiva e os adultos são mais capazes de se controlar. Eles geralmente mostram mais um comportamento de evitação, tem a ver com o cérebro mais desenvolvido dos adultos, mas isso não significa que nunca haja uma explosão de raiva. Fatores como fadiga ou estresse tornam o controle mais difícil e colaboram para que os adultos reajam agressivamente.

Anne (65), mãe de Mila (24)

"Uma vez me disseram que eu não poderia ter filhos, a chegada de Mila foi uma grande e feliz surpresa. Sempre estivemos juntas, nós duas formamos uma família. Assim como toda criança, Mila tinha umas coisas malucas. Tudo começou com o toque em coisas quentes ou frias. Quando ela era pequena, ela gritava quando eu colocava suas meias pré-aquecidas em um dia frio e eu não entendia. A certa altura, os gritos eram tão fortes que eu, com meu coração de mãe ferido, joguei as meias pela janela. Meias frias, então. Claro que me arrependi depois, mas sou apenas um ser humano.

Depois disso, tivemos o problema do relógio. Vovô e vovó tinham uma casa cheia de relógios. Quando íamos lá, todos os relógios tinham que sair, eles eram colocados no quarto de hóspedes.

Depois, as cenas começaram na mesa. Lembro-me de Mila sentada à mesa com vovô e vovó e ela estava olhando para vovó de uma certa forma durante o jantar. 'Por que você está mastigando assim?' Ela tinha cerca de quatro anos na época. Não muito depois, a raiva veio por sons como engolir, respirar, bufar e assobiar. Quando ela tinha cerca de nove anos, começou o que chamamos de período de raiva. Berrando, gritando e jogando coisas. Na escola, ela ficava nervosa e com raiva. Ela foi diagnosticada com DDA. Houve também um período em que ela desenvolveu compulsões. Contar era sua obsessão. Agora essa compulsão se foi, simplesmente desapareceu. Ela ainda é sensível à luz externa, prefere sentar-se dentro de casa com as cortinas fechadas e a lâmpada acesa. Às vezes digo que Mila está estudando para ser o Drácula, na brincadeira, é claro."

Uma luta pelo poder ou atenção?
É difícil para alguns pais aceitar ou entender que seu filho parece se comportar completamente normal quando há visitas e uma tigela de batatas chips está sobre a mesa. Mas quando a mesma tigela é apresentada em um ambiente familiar, a criança fica completamente maluca. Tem gente que pensa que a criança está lutando pelo poder ou que é uma questão de atenção. Este não é o caso. Com os visitantes, a criança também sofre com os sons de gatilho. No entanto, eles tentarão se controlar o máximo possível ou irão embora para evitar ficar com raiva. É constrangedor reagir assim com estranhos e também pode resultar em punição.

Dê um nome à condição!
Se uma criança sofre com gatilhos produzidos por um membro da família em particular, isso pode prejudicar o relacionamento entre eles. Especialmente se a criança pensa que alguém está fazendo os sons de propósito. Isso pode ser muito confuso para a criança. Ama essa pessoa, mas a mesma pessoa amada também pode causar profundos sentimentos de

ódio. Portanto, é muito importante que a criança saiba de onde vêm os sentimentos e que a condição tenha um nome.

A personalidade da criança tem um papel importante na maneira como ela expressa seus sentimentos. Crianças introvertidas têm maior probabilidade de se isolar e engolir sua raiva ou expressá-la de uma maneira diferente. As crianças acostumadas a mostrar suas emoções com mais liberdade têm maior probabilidade de mostrar sua raiva e aversão. Em geral, as crianças demonstram sua raiva com mais facilidade do que os adultos.

Dica:

Se você conversar com uma criança sobre sua condição, faça isso em um momento tranquilo. Mostre que você sabe do que está falando e mostre compreensão. Se a criança for levada a sério, isso já vai tirar um pouco de suas tensões. É importante que leve a criança a sério, mas também deve certificar-se de que as consequências da misofonia são suportáveis para todos os membros da família. Afinal, a misofonia pode levar a uma família desestruturada. A propósito, não adianta dizer a uma criança com misofonia para não prestar atenção aos sons produzidos por outras pessoas. É assim que a criança também gostaria que fosse, mas é justamente o hiperfoco que faz parte do transtorno.

Alguém com misofonia geralmente sabe quando haverá sons desagradáveis para eles. Mudar as coisas ocasionalmente, ou uma surpresa intermediária, pode ter um efeito positivo. Se uma criança sempre come separadamente ou usa protetor de ouvido com frequência, isso pode piorar a misofonia, porque a aceitação do som diminui ainda mais.

Se você, como pai, acha que ajuda ou um tratamento é necessário, converse sobre isso com a criança.

Escola/Estudo

A escola é um lugar inseguro para muitos misofônicos. Eles estão constantemente preocupados com os gatilhos, que podem ocorrer a qualquer momento. Na escola primária, as crianças costumam comer e beber juntas. Sempre tem alguém resfriado, sempre tem alguém que clica com a caneta. Braços e pernas balançando estão à vista ou alimentos sendo desembalados ou comidos durante as aulas. Alguém poderia pensar que as chamadas horas de silêncio na escola seriam uma dádiva de Deus para o jovem misofônico. Nada poderia estar mais longe da verdade! É precisamente em um ambiente silencioso que os gatilhos são muito mais perceptíveis. O mesmo se aplica aos momentos de provas e testes.

Resultados escolares

O desempenho escolar de crianças ou alunos misofônicos pode sofrer por causa da misofonia. Devido ao hiperfoco, eles podem não ser capazes de se concentrar muito bem, ou simplesmente não conseguem se concentrar nem um pouco. Também pode acontecer de a criança se isolar para escapar o máximo possível dos gatilhos, e isso cria a possibilidade de ela não conseguir se conectar com seus colegas. Na pior das hipóteses, o misofônico não vai mais querer ir à escola e interromperá sua educação.

Dica:

Informe a direção da escola sobre a gravidade das consequências da misofonia. Tente fazer acordos com eles sobre possíveis ajustes. Pense em usar fones de ouvido durante as provas e testes ou facilitar uma área de estudo protegida. Se você está no ensino médio e opta por informar os colegas, pode fazê-lo por meio de uma palestra, por exemplo.

Harrie (10)

"Nem sempre gosto da escola. Os professores sabem que tenho misofonia, mas às vezes não fazem nada a respeito. Quando fico com raiva, sempre fico com a culpa. Moverei minha mesa ou me sentarei embaixo dela."

Henri (42), pai de Harrie

"A escola nem sempre é boa para Harrie. Eles sabem que ele tem misofonia, mas não o ajudam. É como se ele sempre levasse uma surra quando algo acontecesse. Eles não entendem que muitas coisas já aconteceram, antes que Harrie ficasse com raiva. Não acho que eles entendam a misofonia e eles não se interessam em saber. Por exemplo, vão colocá-lo ao lado de uma garota que está chupando o dedo. 'Ele só tem que aprender a conviver com isso', eles dizem. Isso não ajuda. Às vezes, ficamos desanimados."

Jessica (17)

"Estou feliz por ser levada a sério na escola. Tenho que fazer meus exames este ano e tenho medo de ser reprovada porque não consigo me concentrar o suficiente. Falei com meu mentor, ele pesquisou o que era misofonia e descobrimos o que pode me ajudar melhor. Por exemplo, posso ir à biblioteca de mídia durante a 'hora de silêncio'. Essas horas de silêncio são realmente horríveis. Eu ouço cada som que está sendo feito. Fiz meus exames com um pequeno grupo, o que torna muito mais silencioso. Sentei-me com os disléxicos durante os testes de audição, que também foram muito melhores. Eu terei permissão para sentar na frente à esquerda da classe, então eu só tenho a

parede na minha frente. Também terei permissão para usar meus protetores de ouvido à prova de som. Faremos exames de avaliação com antecedência. Se eu descobrir que não vou conseguir me concentrar, ainda podemos decidir que posso fazer meus exames em outra sala.
Felizmente, meus colegas reagiram bem à minha misofonia. Eles acharam que era ousado eu lhes contar. Como resultado, três outras crianças na escola com o mesmo transtorno se apresentaram."

Trabalho

O colega que come maçã. O colega com um forte resfriado. A colega de salto alto. O cara clicando com a caneta. Aquele desembalando sua comida. O que digita empolgado. O comedor de balas. O que fica cantarolando. O do canudinho...

O trabalho é bom para a mente, mas um ambiente de trabalho negativo pode levar a problemas de saúde física e mental. Para um misofônico, um ambiente de trabalho normal significa muito trabalho. Os belos escritórios de plano aberto são o medo de todo funcionário misofônico. A maioria deles experimenta um alto nível de estresse em seu espaço de trabalho. Devido à sua condição, sofrem de problemas de concentração e fadiga crônica. Isso não é muito propício para fazer um bom trabalho, muito menos para sua saúde.

Babs (47)

"Gosto de trabalhar em silêncio. Graças a Deus não estou em um escritório aberto, me parece um inferno. Somos três em uma sala, o que não é fácil. Trabalho frequentemente com protetores de ouvido, tenho uns dez pares em meu escritório. Meus colegas notam, é claro, que sou muito sensível a certos sons, mas não expliquei a eles. No começo eu expliquei, mas depois as pessoas começaram a me incomodar. Isso é um pouco de vergonha e um motivo para ficar calada. Felizmente, também tenho a oportunidade de trabalhar em casa. Se for demais para mim, é a minha saída. Também sou muito mais produtiva em casa, porque há menos distração."

A Organização Mundial da Saúde (OMS) afirma que, globalmente, cerca de 264 milhões de trabalhadores sofrem de depressão. É uma das principais causas de doença, com muitas dessas pessoas também sofrendo de sintomas de ansiedade. Um estudo recente liderado pela OMS estima que os transtornos de depressão e ansiedade custam à economia global 1 trilhão de dólares por ano em perda de produtividade. O desemprego é um fator de risco bem conhecido para problemas de saúde mental. Um ambiente de trabalho negativo pode levar a problemas de saúde física e mental, absenteísmo (falta de assiduidade) e perda de produtividade. Os locais de trabalho que promovem a saúde mental e apoiam as pessoas com transtornos mentais têm maior probabilidade de reduzir o absenteísmo, aumentar a produtividade e se beneficiar dos ganhos econômicos associados.

Alguns números sobre estresse relacionado ao trabalho em 2019 nos EUA:

• 83% dos trabalhadores americanos sofrem de estresse relacionado ao trabalho.

• 63% dos trabalhadores norte-americanos estão prontos para pedir demissão para evitar o estresse relacionado ao trabalho.

• O estresse crônico é comum no trabalho, com 94% dos trabalhadores relatando estresse no ambiente profissional.

• As empresas americanas perdem até 300 bilhões de dólares por ano como resultado deste estresse.

• O estresse faz com que cerca de um milhão de trabalhadores faltem ao trabalho todos os dias.

• Apenas 43% dos funcionários americanos acham que seus empregadores se preocupam com o equilíbrio entre sua vida profissional e pessoal.

• A depressão leva a 51 bilhões de dólares em custos devido ao absenteísmo e 26 bilhões em custos de tratamento.

• O estresse relacionado ao trabalho causa 120.000 mortes e resulta em 190 bilhões de dólares em custos de saúde anualmente.

Ursula (44)

"Não me sinto restrita, mas acho difícil. Posso fazer um trabalho decente, desde que as pessoas não comam. Felizmente, passo muito tempo em reuniões e muito tempo no carro. Não passo muito tempo com os colegas no mesmo local de trabalho, tenho certeza que correria o risco de ser incomodada por eles. Isso acontece às vezes. Tenho um novo colega que come o dia todo, ele provavelmente precisa; ele é magro como um alfinete! Certifico-me de me sentar o mais longe possível dele. Mas ainda posso ouvi-lo comendo e perderei o conteúdo da reunião. Esse é o hiperfoco. Vou dizer a mim mesma, Ursula, vamos! Forço-me a me concentrar no conteúdo da reunião e certamente tento não olhar para ele."

Biscoitos! Eu vou matar alguém... #VidaDeEscritorio #Misofonia

Wouter Monden (37)

"Eu não seria capaz de trabalhar em um ambiente de escritório. O componente humano do ruído ambiental me irrita. O trabalho que estou fazendo é ideal. Vejo muita gente, mas estou sozinho no palco. Sou capaz de organizar minha vida de tal forma que eu tenha o mínimo de incômodo possível. Eu nado, ando de bicicleta e caminho, tudo sozinho."

Da revista HUMO em 2016, entrevista com Pelle de Koning, psiquiatra:

HUMO: "O desempenho normal no trabalho pode não ser mais uma opção. Especialmente se você tem que comer junto com seus colegas."

De Koning: "Pessoas com misofonia trazem seus próprios lanches e não precisam comer junto com outras pessoas. Também houve casos de pessoas que não conseguiram chegar ao trabalho antes de saber se seu colega já havia comido sua maçã. Aquela maçã e outros sons que podem ser causados, levam a uma irritação de antecipação tão grande - 'Quando é que aquele idiota vai comer sua maçã pelo amor de Deus!' - que o sofredor em questão não está mais pensando direito. As pessoas também sempre resolvem o problema usando fones de ouvido no trabalho ou sentando-se em algum lugar isolado. Ou eles simplesmente pedem demissão."

Liam (52)

"Depois dos meus estudos, trabalhei em uma agência de publicidade. Em um ano, tive um esgotamento. Em retrospecto, presumo que a causa foi a misofonia. Depois disso, optei por trabalhar por conta própria. A certa altura, empregava vinte pessoas. Ótimo, porque isso queria dizer que as coisas iam bem, mas também significou muito estresse. Vinte pessoas conversando, almoçando e etc. Eu estava sempre exausto, eram muitos estímulos. Por exemplo, eu tinha um colega que comia sua maçã inteira. E quero dizer inteira mesmo! No final, ele tinha apenas o talo na mão. Eu desmoronava completamente, tinha fortes dores de cabeça de tensão e ficava no meu limite por um bom tempo. Eu vivia com um estresse enorme, que só crescia por causa da misofonia. O medo de não poder mais trabalhar era grande e foi assim por um tempo, até que comecei a tomar antidepressivos. Eu me lembro disso muito bem. De férias em Portugal, tomei a minha primeira pílula. No dia seguinte, fui parar num terraço sem saber primeiro onde era melhor me sentar, para que sofresse menos com certos sons. Não me incomodava mais com sons que normalmente me deixariam com raiva. Eu me senti saudável e feliz, estava totalmente relaxado. Dizem que leva cerca de seis semanas para essas pílulas fazerem efeito, mas realmente não era o caso. Infelizmente, a medicação não ajudou permanentemente e parei depois de quinze anos.

Alguém agora dirige minha empresa. Temos contato telefônico algumas vezes por semana e uma vez a cada quinze dias fico no escritório por algumas horas. Estou fazendo algo que me cai melhor agora, comecei a escrever! Faço isso em casa, onde quase não tenho problemas com gatilhos."

Existem muitas ações eficazes que as organizações podem realizar para promover a saúde mental no local de trabalho; tais ações também podem beneficiar a produtividade, pois muitas pessoas sofrem com a poluição sonora. Como seriam os números se mais atenção fosse dada à poluição sonora no ambiente de trabalho?

Dica:
Tente informar seu empregador sobre a gravidade de sua condição. Veja se o médico da empresa (quando disponível)

pode ser útil e pergunte se é possível fazer alguns ajustes. Tenha suas próprias ideias; isso geralmente tornará mais fácil para o empregador tomar medidas. Pode-se pensar, por exemplo, em reuniões sem alguém comendo.

A American Job Accommodation Network (Rede Americana de Adaptação no Trabalho), ou JAN, fornece aconselhamento e orientação sobre o que pode ser feito para ajudar os funcionários com misofonia no local de trabalho. Isso é o que a rede afirma:

Então, o que um empregador pode fazer em relação aos sons de gatilho no trabalho, considerando que eles são muito comuns? Como um indivíduo pode lidar com os gatilhos ao trabalhar com muitos outros colegas de trabalho em grandes espaços abertos, ou com apenas alguns em um espaço menor? Considere as seguintes ideias de adaptação para reduzir e eliminar a incidência de sons específicos que causam problemas no local de trabalho, ou para aliviar as reações aos sons e ajudar o funcionário a gerenciar melhor suas emoções.

Concentração:

- Reduzir distrações na área de trabalho:
- Fornecer baias de espaço, painéis de absorção de som ou um escritório particular
- Permitir o uso de ruído branco ou máquinas de som ambiental
- Permitir que o funcionário ouça uma música suave
- Fornecer um fone de ouvido com cancelamento de ruído
- Planejar um tempo de trabalho ininterrupto
- Aumentar a iluminação natural ou fornecer iluminação de espectro completo
- Permitir ambiente de trabalho flexível:

* Agenda flexível
* Horário de intervalo modificado
* Trabalhar em casa / Local flexível
* Dividir grandes atribuições em tarefas e objetivos menores
* Usar elementos auditivos ou escritos de forma apropriada
* Reestruturar o trabalho para incluir apenas funções essenciais
* Fornecer recursos de lembrete, como agendas, organizadores e/ou aplicativos

Estresse/Emoções:
* Incentivar o uso de técnicas de gerenciamento de estresse para lidar com a frustração
* Permitir a presença de um animal de apoio emocional
* Permitir chamadas telefônicas durante o horário de trabalho para médicos e outros para o suporte necessário
* Usar um mentor ou supervisor para alertar o funcionário quando seu comportamento estiver se tornando antiprofissional ou impróprio
* Designar um supervisor, gerente ou mentor para responder às perguntas do funcionário
* Reestruturar o trabalho para incluir apenas funções essenciais durante os períodos de estresse
* Consultar programas de aconselhamento ou assistência ao funcionário
* Fornecer cobertura de apoio para quando o funcionário precisar fazer pausas
* Permitir ambiente de trabalho flexível:
* Agenda flexível

* Horário de intervalo modificado
* Licença para aconselhamento
* Trabalhar em casa / Local flexível

Ataques de pânico:

* Permitir que o funcionário faça uma pausa e vá para um lugar onde se sinta confortável para usar técnicas de elaxamento ou entrar em contato com uma pessoa de apoio
* Identificar e remover os gatilhos ambientais, como cheiros ou ruídos específicos
* Permitir a presença de um animal de apoio emocional

Assiduidade:

* Permitir ambiente de trabalho flexível:
* Agenda flexível
* Horário de intervalo modificado
* Licença para aconselhamento
* Trabalhar em casa / Local flexível
* Fornecer programação permanente
* Permitir que o funcionário recupere o tempo perdido
* Modificar a política de atendimento. Exemplo: conte uma ocorrência para todas as ausências relacionadas à misofonia

Interação com colegas de trabalho:

* Incentivar o funcionário a se afastar de situações frustrantes
* Permitir que o funcionário trabalhe de casa em tempo parcial
* Fornecer partições ou portas fechadas para permitir a privacidade

- Fornecer treinamento de conscientização sobre a limitação para colegas de trabalho e supervisores

Trabalhando com eficácia:

Dois problemas comuns sobre os quais a JAN recebe consultas são: (1) quais adaptações funcionarão para indivíduos com distúrbios mentais quando os locais de trabalho estiverem implementando mudanças substanciais, e (2) quais adaptações ajudarão os supervisores a trabalhar de forma eficaz com indivíduos com essas limitações.

Muitas ideias de adaptação nascem de técnicas eficazes de gerenciamento. Quando as organizações estão implementando mudanças no local de trabalho, é importante que o pessoal-chave reconheça que uma mudança no ambiente ou nos supervisores pode ser difícil. Manter canais de comunicação abertos para garantir que as transições sejam suaves, além de poder ser útil organizar reuniões curtas, semanais ou mensais, com os funcionários para discutir questões do local de trabalho.

Os supervisores também podem implementar técnicas de gerenciamento que apoiem uma cultura inclusiva no local de trabalho, ao mesmo tempo que fornecem adaptações. As técnicas incluem:

- Fazer elogios e reforços positivos
- Fornecer orientação e feedback do dia a dia
- Fornecer instruções de trabalho escritas por e-mail
- Desenvolver expectativas claras de responsabilidades e as consequências de não atender aos padrões de desempenho
- Agendar reuniões consistentes com o funcionário para definir metas e revisar o progresso
- Permitir comunicação aberta

- Estabelecer metas escritas de longo e curto prazo
- Desenvolver estratégias para lidar com conflitos
- Desenvolver um procedimento para avaliar a eficácia da adaptação
- Educar todos os funcionários sobre seu direito a adaptações
- Fornecer treinamento de sensibilidade para colegas de trabalho e supervisores
- Não obrigar os funcionários a comparecerem a eventos sociais relacionadas ao trabalho
- Incentivar todos os funcionários a moverem as conversas não relacionadas ao trabalho para fora das áreas de trabalho.

A flexibilidade no local de trabalho, quer envolva o horário ou o local de onde o trabalho é concluído, é uma adaptação muito procurada e mais frequentemente eficaz para funcionários que têm dificuldade em controlar suas emoções e permanecer produtivos, quando as dificuldades que eles têm são exacerbadas por outras pessoas no local de trabalho. A misofonia é definitivamente uma daquelas condições agravadas por outras pessoas no local de trabalho.

Embora possa ser uma condição incomum e razoavelmente desconhecida, e um pedido de adaptação pode ser a introdução inicial a ela, a JAN incentiva os empregadores a pensar de forma aberta e criativa ao procurar adaptar indivíduos que são afetados adversamente por sons comuns no local de trabalho. Se o objetivo de uma adaptação é fornecer um ambiente propício à produtividade, qualquer assistência ao funcionário para reduzir ou eliminar os sons de gatilho e, assim, reduzir ou eliminar o estresse, deve ser bem-sucedida no aumento da produtividade.

Meu colega está comendo pepinos, e eu estou morrendo lentamente... #Misofonia

Antoinette (44)
"No trabalho, tento manter minhas sensibilidades longe dos meus colegas. Eles acham que eu deveria ser um pouco mais forte. É uma pena que não me levem a sério no trabalho! Eles sabem que as coisas me acontecem de forma diferente, mas não estão dispostos a pensar juntos. Isso é difícil demais para eles."

Reflexões da autora II

Eu, como muitas outras pessoas, sou grata por "O Grande Mal Desconhecido" ter um nome e ser algo sério. Agora, eu passei apenas 49 anos presumindo como idiotice. Essa idiotice, como sempre chamei, ainda está aí, mas foi cientificamente provada ser um transtorno e VIVA, tem mais gente enlouquecendo com os sons, eu não estou sozinha!

Eu não conheço nada além do que ser supersensível a certos sons. Minha mãe diz que tenho um baixo limiar de irritação. Ela não entendia nada sobre as birras recorrentes da filha, que agora remontam à minha "idiotice." Quando criança, meu pai costumava puxar minhas orelhas, já incomodadas, quando eu usava meus dedos como protetores de ouvido à mesa. Eu subia nas paredes com sua mastigação de boca cheia e encharcada.

Depois de descobrir sobre a misofonia, muita coisa parecia fazer sentido. Por exemplo, minha resistência em ir na casa dos meus avós. Felizmente, não íamos com muita frequência. Isso significava que íamos aos domingos, o que tornava possível uma visita mais longa. O almoço incluía, sempre, sopa com sanduíches. A combinação de idoso e sopa não agrada a ninguém! Para alguém com misofonia, é uma viagem para o inferno.

Andar de transporte público também nunca foi minha coisa favorita. Aparentemente, os compartimentos do trem são um excelente lugar para encher o estômago. Minha última conquista, antes de comprar meus fones de ouvido com cancelamento de ruído, foi um passeio inevitável de três horas pela paisagem austríaca.

No trem lotado, eu deliberadamente me posicionei em um vagão para seis pessoas que parecia inofensivo. Em todos os três cantos havia um jovem lendo ou dormindo, nenhuma substância perigosa à vista. Peguei o quarto canto. Por enquanto, tudo bem. Até que... o casal alemão que ocupou os assentos do meio, opostos um ao outro, colocou uma mochila entre eles e se preparou para o almoço. Entraram as bananas, as batatas chips e outras desgraças, postos ordenadamente. Tentei conter meu pânico, lutar contra o primeiro choque. Abrir o pacote de chips foi o suficiente para me livrar do meu aparelho auditivo em um ouvido com muito barulho e colocar meu dedo indicador no outro ouvido. Capitão Hunt em uma missão condenada! Concluí minha viagem de trem no corredor do trem. Viva meus fones Bose, desencorajados por cientistas, abraçados por mim.

Fazer compras no supermercado é outra coisa. O perigo espreita em toda parte! Apenas por diversão, você deve observar a frequência com que ouvirá pacotes sendo abertos ou pessoas assobiando e cantarolando. Sem falar na "estação do pólen" ou depois de uma mudança no clima, com supermercados cheios de gente espirrando e tossindo!

Ao longo da minha vida, aprendi a lidar razoavelmente bem com minha "idiotice". Tenho conseguido organizar minha vida de tal maneira que ela me incomoda o menos possível. Meus filhos sabem com o que podem e não podem me sobrecarregar. Eu sou autônoma, depois de trabalhar com muitos colegas, portanto, não estou mais exposta durante oito horas por dia a sons que podem ser, ah, tão horríveis! Além disso, mudei-me para Portugal, onde vivo uma vida de baixo stress. No entanto, estou feliz por poder explicar o que é misofonia. Costumava apenas explicar aos colegas que não suportava o barulho que eles faziam ao comer e ia embora na hora do almoço. Eu não me importava com o que eles estavam pensando.

Claro, ninguém espera por uma "idiotice", nem eu. Mas ela está aí e eu nunca vou me livrar dela. Não vou a certas atividades, mas ao mesmo tempo, não acho que estou perdendo coisas importantes. O aspecto mais cansativo é o constante medo de antecipação, o conhecimento de que você pode ser exposto em qualquer lugar e a qualquer hora a sons que o fazem entrar em modo de sobrevivência. Mas eu consigo. Aceito minha "idiotice" e as consequências que ela tem. Posso concluir que, sem conhecimento e com prejuízo e vergonha, me saí muito bem. Tapinha no ombro, Schut!

Renske Schut

Um cara comendo pimentão crocante, ah não! Morra! #Misofonia

Um come pão embalado em papel alumínio em um ritmo desesperadoramente lento e o outro bebe lentamente a água da garrafa de água... :-(#Trem #Misofonia

A caminho de Roosendaal com @NS_online. No vagão há uma senhora comendo salgadinhos como se ela fosse a vaquinha Bertha. #AqueleBarulho #Misofonia

Capítulo 3: Tratamentos

A misofonia pode ser remediada? Não, infelizmente a misofonia é para sempre. Não passa por si só, não há medicamentos e o risco de piorar é significativo. A pesquisa sobre experiências e soluções é pequena em número e não parece levar a um grande avanço no curto prazo. Más notícias!

A boa notícia é que, com a metodologia certa, foi comprovado que os incômodos podem ser reduzidos significativamente. Não existe uma abordagem que ajude a todos, mas, além da terapia, existem ideias que podem ajudar as pessoas com misofonia e suas famílias. Leia mais sobre isso no capítulo Dicas, truques e recomendações.

Devido à crescente consciência da existência da misofonia e de suas consequências de longo alcance, várias áreas da medicina estão procurando uma solução para o problema. A falta de conhecimento sobre a causa da doença não facilita o tratamento da misofonia e medicamentos (ainda) não estão disponíveis. Apesar disso, estudos de caso mostram que os tratamentos psicológicos podem funcionar para a misofonia, em particular a terapia cognitivo-comportamental (TCC). A terapia cognitivo-comportamental costuma ser usada para treinar os pacientes a combaterem pensamentos e sentimentos negativos que ocorrem em resposta a certos sons. Os misofônicos aprenderão a lidar com sentimentos de pânico e ansiedade, bem como desenvolver a capacidade de ignorar as emoções negativas.

A Terapia de Retreinamento do Zumbido (Tinnitus Retraining Therapy - TRT) ajuda a reconectar o cérebro para reduzir as reações aos sons de gatilho. Embora seja usado principalmente para tratar pessoas com zumbido/acufeno e hiperacusia, a TRT também se mostrou eficaz no tratamento de pessoas com misofonia. Ela combina terapia de som com aconselhamento diretivo. Sons agradáveis são ouvidos ativamente e o paciente é ensinado a criar associações positivas com sons-gatilho por meio da prática e do repensar intencional. O objetivo para pacientes com misofonia é alcançar a extinção dos reflexos condicionados que estão causando sofrimento.

Normalmente, medicamentos não são usados para tratar a doença, embora os antidepressivos, ansiolíticos e medicamentos para TDAH tenham sido usados para tentar aliviar os sintomas.

Muitas terapias para a misofonia são oferecidas por diferentes áreas atualmente. A maioria dos terapeutas usa uma combinação de terapia cognitivo-comportamental e psicomotora, enquanto outros usam seus conhecimentos no campo da hipnoterapia ou, por exemplo, terapia de EMDR (Dessensibilização e Reprocessamento através do Movimento dos Olhos, ou em inglês; Eye Movement Desensitization and Reprocessing). A terapia de exposição não funciona para a misofonia, ela é, aliás, seriamente desencorajada neste caso.

Menno (45)
"Meus pais me achavam uma criança difícil. Não tinha amigos, não queria comer à mesa e estava sempre inquieto. Meus pais não sabiam o que havia de errado comigo e foram procurar ajuda. No total, tive cerca de 13 terapeutas diferentes e meus pais estavam prestes a me internar. Era uma busca por maneiras de me livrar dessa sensibilidade a sons de mastigação. Eu fiz terapia cognitivo

cyogaomportamental, EMDR, psicoterapia e tudo mais. Nada ajudou. Eventualmente, comecei a procurar uma solução na medicina alternativa. A hipnoterapia poderia ser uma solução, mas eles não foram capazes de me hipnotizar. O terapeuta atribuiu minha anormalidade a um distúrbio de atenção, provavelmente TDAH. Então, tivemos que trabalhar nisso com o tratamento de Neurofeedback. Eu precisaria de umas quatro ou cinco sessões, já fiz 45! No começo, essa terapia ajudou, mas depois não mais. Acabei então indo a um terapeuta que fazia eu seguir sua caneta com os olhos. Ao mesmo tempo, tinha que balançar com a cabeça e ter meus dedos puxados. Não vai te surpreender que isso também não tenha ajudado! Foi como estar participando de um programa de pegadinhas! Depois disso, desisti.

Em 2009, vi o programa de televisão 'Fear Catcher' de Robert Pino, no qual alguém com fobia de peixe estava sendo tratado. Aquele menino tinha medo de tudo que parecia peixe, inclusive peixes de plástico. Robert Pino tratou desse menino e, em meia hora, a fobia desapareceu. Um espetáculo milagroso. Minha necessidade de tratamento ainda era grande e entrei em contato com Pino. Ele sugeriu uma sessão de Skype porque Bob e eu estávamos em Buenos Aires na época. Foi isso o que fiz, e para encurtar a história: depois de cerca de 40 minutos de conversa e vídeo, ele disse 'Então, é isso, você está curado'. Sim, certo, pensei. Eu queria uma prova; eu tinha pago muito dinheiro nisso. O Pino saiu em busca de exemplos de sons de gatilho, mas seus armários estavam vazios. Ele me pediu para comer biscoitos com Bob naquele dia, algo que realmente não era possível antes. Não o fiz imediatamente, só mais tarde naquela noite. Eu estava com medo de fazer isso, tive medo de que minhas reações ainda fossem as mesmas. A preparação para esse evento foi emocionante. Esperei com um ritmo cardíaco acelerado e o medo do som do biscoito. Absolutamente nada aconteceu! Tive que rir, porque em vez de medo e tensão, experimentei um vazio. Ajudou! Notei o som, mas o medo se foi. E na verdade ainda é assim. Percebo os sons de mastigação, mas posso lidar com isso. Batatas chips continuam sendo uma área proibida. É irritante, não é divertido e fico desconfiado, mas agora posso comer com os amigos, por exemplo."

Bob (47), parceiro de Menno
"A sessão com o Pino foi especial. Aquele homem fez alguma coisa de verdade! Após isso, Menno ficou muito mais capaz de lidar com seus gatilhos. Acho que ele teve uma melhora de 95%. Em Buenos Aires, logo após a sessão, estávamos em um táxi. Menno me ofereceu um sanduíche crocante. Me assustou muito, porque normalmente aquilo significaria o divórcio! Meu medo é de que ele volte a ser como era no começo. Às vezes noto que a resistência dele diminui, que ele fica mais irritado com os sons de mastigação de novo. Em seguida, peço a Menno que pense sobre a sessão com Robert Pino* na esperança de que ele consiga aquele efeito novamente."

*Robert Pino faleceu em 2014

Capítulo 4: Dicas, truques e recomendações

Autogerenciamento

A misofonia não desaparece sozinha, a condição é crônica e não há medicamentos disponíveis. Até agora, o melhor a se fazer para ajudar e reduzir as consequências da misofonia é evitar os gatilhos, acompanhado de um bom autogerenciamento.

O que você pode fazer para controlar seus gatilhos o máximo possível?

Todo misofônico percebe que a doença se manifesta com mais força em momentos de estresse. Quanto mais estresse, mais sofrimento. Portanto, é importante manter o nível de estresse o mais baixo possível.

Comunique-se da maneira certa!

Fale sobre a misofonia em um contexto familiar. Que aborrecimento cada membro da família sente? Procurem falar francamente e com compreensão sobre as reclamações, sem culpar uns aos outros. As emoções intensas associadas à misofonia, principalmente a raiva, podem criar uma barreira entre as pessoas. Muitas vezes o problema só é falado quando uma reação misofônica é desencadeada e todos já estão se sentindo irritados e ressentidos. Nessas ocasiões, é mais provável que comentários ofensivos sejam feitos.

A pessoa com misofonia pode se sentir decepcionada e não amada pelos outros. Um parceiro pode se sentir criticado e magoado por comentários sobre hábitos pessoais, como comer, beber, respirar ou falar. A pessoa com misofonia conclui (geralmente incorretamente) que seu parceiro não a ama, caso contrário, ele não continuaria fazendo esses barulhos horríveis. Misofônicos podem vir a acreditar que os sons estão sendo feitos deliberadamente para provocá-los ou perturbá-los. Na maioria das vezes, fazer tais sons (por exemplo quando falamos, comemos e bebemos) é automático, não intencional e habitual.

É muito útil conversarem sobre como a misofonia está afetando todos os familiares, afinal, a misofonia diz respeito à família como um todo. Praticar a compreensão, ouvir e respeitar as perspectivas uns dos outros, mantendo a calma ao fazê-lo, pode ajudar a dissipar suposições desnecessárias. Algumas famílias acham que reservar um tempo para falar sobre misofonia pode ser bom, pois isso significa que talvez o resto da semana fique livre desse tipo de assunto.

Comunicação não verbal

Nossa linguagem corporal pode ser tão importante quanto o que falamos. O toque pode ajudar a transmitir amor e preocupação em meio a sons inevitáveis. Um abraço pode ser um poderoso remédio contra os efeitos de distanciamento da raiva e da mágoa. Essa proximidade pode ser calmante, amorosa e curativa, e pode ajudar a assegurar a ambos que cada um está fazendo o seu melhor para lidar com este difícil problema.

Aceite!

Todos nós sabemos que ter misofonia não é nada divertido. Nem todo misofônico é capaz de aceitar o transtorno, mesmo que a aceitação traga benefícios reais e reduza os sentimentos de culpa. Afinal, você tem um transtorno e nada pode fazer a respeito de seus ataques de raiva ou pensamentos agressivos.

A aceitação reduzirá a sensação de estresse, além disso, quem aceita a doença estará mais aberto a possíveis soluções que possam trazer alívio. Tente ser gentil consigo mesmo e com sua família. Ser gentil e compassivo conosco e com nossos familiares é uma habilidade útil a ser desenvolvida, por exemplo, "Estou fazendo o possível para lidar com a situação. Sei que minha mãe também está tentando". Isso requer prática, mas também o ajudará a se acalmar mais facilmente.

Hannah (15)
"Por muito tempo neguei ter misofonia. Minha mãe buscou o motivo da minha irritação com certos sons e concluiu que era isso, eu tinha cerca de onze anos na época. Mas eu não queria ter essa condição, então eu não pensava muito sobre o assunto. Meus pais queriam que eu me sentisse melhor e me inscreveram para um tratamento. Não vi muito nele. Após a admissão em janeiro, fui convidada para a primeira sessão em setembro de 2015. Participei das sessões até dezembro daquele ano, mas mal funcionou. Não estava motivada o suficiente e me sentia como uma cobaia. Não via o ponto daquilo tudo. Mais tarde, realizei outro tratamento, muito mais pessoal.
Agora estou feliz que minha mãe tenha insistido. Desde janeiro passado, eu aceito plenamente que tenho misofonia. É por isso que posso dizer: tudo bem, vou fazer algo a respeito. Essa aceitação é um grande passo para mim."

Durma!

Randy Gardner é o detentor do recorde mundial, desde 1964, por se manter acordado por mais tempo. Ele ficou exatamente 11 dias e 24 minutos! O Guinness Book não participa mais de novas tentativas deste recorde, afinal, dormir pouco com certeza não é saudável, como sabemos hoje. Quando você não dorme o suficiente, fica mentalmente e fisicamente muito menos capaz de enfrentar a vida. Isso certamente se aplica a pessoas com misofonia. Quando você está cansado, os gatilhos atacam com muito mais força.

Se exercite!

Com o exercício, o hormônio do estresse cortisol é metabolizado mais rapidamente. Além disso, seu corpo garante que as endorfinas sejam liberadas e isso faz você se sentir melhor, melhorando seu humor. Acontece que a atividade física pode estar ligada a uma resposta fisiológica reduzida ao estresse. Ao se exercitar, você fica menos suscetível ao estresse. Além disso, os exercícios proporcionam uma nova energia e permitem que você deixe de lado os pensamentos por um tempo. Então, ao se exercitar, você tira um momento de descanso mental.

Relaxe!

Mindfulness ou Atenção Plena

Os exercícios de relaxamento do dia a dia ajudam a reduzir consideravelmente o nível de estresse. O conceito Mindfulness ou Atenção Plena, pode ser uma boa opção para isso! Pode-se entender também como um estado de "consciência plena", é sobre a arte de estar presente no aqui e agora. Você se aproxima dos seus sentimentos sem julgar ou segui-los diretamente, aceitando a situação como ela é. Dessa forma, se cria espaço para olhar os problemas de uma maneira diferente. Ao treinar neste conceito, você será capaz de relaxar melhor e também aprender a fazer escolhas conscientes em vez de reagir automaticamente. É assim que você lida com o estresse ou padrões de pensamento de uma maneira diferente, o que o torna mais capaz de lidar com estímulos de estresse. Você pode optar por seguir a atenção plena em grupo, mas também existem bons treinamentos online para começar em casa.

Liam (52)

"Para mim, atenção plena é a maneira de lidar com minha misofonia. Nunca tive pensamentos muito agressivos, mas já senti que queria destruir algo. Agora, posso controlar isso melhor. Aumentei a atenção plena e hoje medito por cerca de uma hora por dia."

Exercícios de respiração

O estresse tem uma influência direta na sua respiração. Quando você está nervoso ou tenso, você respira mais superficialmente e mais rápido. Em casos extremos, sua respiração fica muito rápida e você perde o controle dela, começa a hiperventilar. Os exercícios respiratórios podem ajudar a lidar com várias condições ou preveni-las. A respiração consciente, por exemplo, reduz a pressão arterial, proporciona sensações de relaxamento e remove o estresse do sistema tanto quanto possível. Muitas pessoas também fazem seus exercícios antes de dormir, isso os faz dormir melhor. Ao fazer exercícios respiratórios, você também pode obter mais controle de si mesmo em situações estressantes.

Muitos exercícios respiratórios podem ser encontrados na internet, um bom exercício de respiração para iniciantes é o seguinte:

A "respiração igual" é uma técnica eficaz que pode rapidamente fazer você sentir a diferença entre uma tranquilidade inconscientemente inquieta e uma profunda tranquilidade conscientemente dominante.

Inspire pelo nariz por quatro segundos e depois expire novamente pelo nariz pela mesma quantidade de tempo. Depois de algum tempo, você pode estender a respiração para seis ou oito segundos.

Yoga

O objetivo principal da yoga é liberar o estresse físico ao se mover. É feita uma combinação entre técnicas de respiração e postura. Na vida de hoje, o equilíbrio entre corpo e mente é frequentemente afetado, e a yoga oferece exercícios que restauram o equilíbrio. Por meio da yoga você aprende a ouvir seu próprio corpo, ela é sobre consciência e sobre tornar o corpo mais flexível, por você se tornar mais consciente sobre seu corpo, a consciência espiritual também é exercitada e vice-versa. Durante uma aula de yoga você mantém toda a atenção no aqui e agora e, portanto, nos exercícios. Isso aumenta sua consciência interior. Você tem insights e esclarecimentos sobre a interação entre pensamento e sentimento. Dessa forma, se aprende a reconhecer sinais como estresse e fadiga mais cedo. Em geral, uma aula de yoga resulta em relaxamento profundo.

Relaxamento Muscular Progressivo

O Relaxamento Muscular Progressivo ou PMR (do inglês "Progressive Muscular Relaxion") é uma técnica desenvolvida originalmente pelo médico americano Edmund Jacobson. O Relaxamento Muscular Progressivo usa um princípio da fisiologia muscular: um músculo após a contração assume um relaxamento mais profundo do que a situação antes da contração. O Relaxamento Muscular Progressivo é a técnica de relaxamento físico mais conhecida. A experiência mostra que essa técnica de relaxamento geralmente é fácil de aprender, isso se deve à abordagem concreta e passo a passo. Com essa técnica, o exercício se concentra em tensionar e relaxar grupos musculares individuais. Músculos relaxados precisam de menos oxigênio, a respiração se torna mais lenta e profunda por si só. O coração fornece menos oxigênio, o que faz com que a frequência cardíaca e a pressão arterial caiam. A circulação sanguínea de todo o corpo se torna mais uniforme e você notará que após o exercício, o corpo estará quente e com uma sensação mais agradável. Nesse relaxamento, seu corpo pode se recuperar e se recarregar.

Ao praticar a técnica regularmente, você aprende a reconhecer a diferença entre um músculo tenso e um músculo relaxado. Se ocorrer tensão muscular, por exemplo, ao perceber um gatilho, você pode reagir relaxando esse músculo. Isso reduz o nível de estresse. O relaxamento muscular pode ser evocado em qualquer situação.

Você pode encontrar vários exemplos do exercício no YouTube. Pesquise "relaxamento muscular progressivo" ou "relax-amento muscular de Jacobson".

Ursula (44)
"Para mim, a intensidade da misofonia é uma medida de como estou me saindo bem. Quanto mais estresse, mais problemas. Quanto mais problemas, mais estresse. Às vezes, pensava que estava à beira de um esgotamento. A misofonia não ajuda com isso. Muitas vezes tento meditar antes de dormir, isso aumenta meu nível de tolerância e reduz o estresse."

Sons relaxantes

Outra técnica de relaxamento é ouvir sons relaxantes ou ruído branco. Todos os tipos de aplicativos de música possuem opções que se pode baixar para isso e o YouTube está cheio de sons relaxantes e ASMR. Criado em 2010, o ASMR (Autonomous Sensory Meridian Response) é uma sensação relaxante, frequentemente sedativa, que começa no couro cabeludo e desce pelo corpo. É desencadeado por imagens e sons plácidos, como sussurros, toques e estalos. Mas cuidado: o ASMR também pode atuar como um gatilho misofônico se você encontrar os sons errados. Cortar cabelo, por exemplo, não é um som relaxante para todos!

Aromaterapia

Além das formas convencionais de reduzir as queixas de estresse, existem terapias alternativas para lidar melhor com ele, como a aromaterapia. Esta terapia é baseada no uso terapêutico de óleos essenciais de plantas, ervas e flores. Diz-se que os aromas desses óleos essenciais têm um efeito positivo em várias queixas de saúde, incluindo estresse. A aromaterapia pode ser aplicada por meio de massagem com os óleos essenciais, mas também por pulverização ou vaporização. O banho com um dos seguintes óleos tem um efeito relaxante: lavanda, gerânio, toranja, capim-limão, neroli, laranja-doce, baunilha, sândalo e ylang ylang.

Um espaço seguro

Muitas pessoas com misofonia precisam de seu próprio espaço, onde sejam privadas dos gatilhos e das sensações físicas e emocionais que as acompanham. Tente criar um espaço seguro quando sentir que precisa! Enquanto você ainda não for capaz de lidar com a misofonia, ter sua própria casa levará a menos estresse.

O poder da gratidão

A psicologia positiva está em pauta desde o final do século passado e possui muitos adeptos hoje. O psicólogo americano Martin Seligman, fundador desse movimento, fez uma palestra em 1998 na qual pediu mais pesquisas sobre o que faz as pessoas felizes, em vez de distúrbios psicológicos. Com uma simples explicação, tudo se resume a: em vez de focar a atenção nas causas e consequências de, por exemplo, ansiedade e depressão, as pessoas mudariam sua atenção para o que é bom para elas e quais fatores podem fortalecer a capacidade de suportar situações adversas. Desde então, inúmeros estudos foram conduzidos em características como gratidão, perseverança, sabedoria, satisfação e autoconfiança. A gratidão se destaca porque essa característica tem grandes efeitos positivos em relação à nossa saúde, nosso senso de felicidade e nossos relacionamentos.

Pessoas com pontuação alta em um teste de gratidão geralmente são felizes, como fica claro em muitos estudos. Elas têm emoções mais positivas, estão mais satisfeitas com suas vidas e têm expectativas mais positivas sobre o futuro. Ao mesmo tempo, elas têm menos sentimentos de ansiedade e depressão. Elas também são pessoas agradáveis de se ter por perto e acabam sendo mais legais, empáticas, perdoam com mais facilidade, são mais prestativas e não são ciumentas ou materialistas.

A gratidão está, em parte, presente em nossa personalidade. Alguns são naturalmente mais aptos a perceber suas bênçãos do que outros. Muitas pessoas, no entanto, se concentram no que está errado. A causa está na evolução, nosso instinto primordial é sobreviver. Afinal, você terá mais condições de sobreviver se puder prevenir ou resolver situações perigosas! Você não sobrevive cheirando flores, enquanto nos arbustos mais distantes um predador procura uma oportunidade para te atacar.

Não se preocupe, você pode aprender a ter uma atitude de gratidão em relação à vida. Pesquisas demonstraram que voluntários de teste experimentaram um aumento nos sentimentos de gratidão por meio de exercícios e isso, por sua vez, levou a um aumento na felicidade e no bem-estar (fonte científica 13). A gratidão é a escolha por uma atitude diferente perante a vida. A propósito, só funciona se você realmente quiser!

Exercícios
O primeiro exercício é conhecido e amplamente utilizado. Conte suas bençãos regularmente, por exemplo todas as noites ou toda semana. Escreva em poucas frases sobre o que você é grato, podem ser coisas que você experimentou naquele dia ou semana, mas também coisas que dão mais vida, como ter um bom parceiro ou relembrar uma infância feliz. Este exercício funciona ainda melhor se você compartilhar e conversar sobre essas listas com outra pessoa.
O segundo exercício é menos conhecido, mas tem um efeito ainda mais poderoso. Escreva uma carta de agradecimento a alguém que já fez ou significou algo para você, mas que nunca foi, de fato, agradecido por isso. Depois, leia a carta para essa pessoa. Daqueles que o fazem, a grande maioria sente uma grande sensação de felicidade que dura pelo menos um mês. O efeito imediato desse exercício é maior do que qualquer

outro exercício de psicologia positiva. É ainda melhor fazer isso com mais frequência. No estudo, no qual os participantes enviaram uma carta de agradecimento todas as semanas durante três semanas, a felicidade se acumulou à medida que mais cartas eram enviadas.

Esses exercícios funcionam tão bem porque o treinam para ver o que há de bom em sua vida, diz o renomado pesquisador de gratidão Philip Watkins, da Eastern Washington University. A gratidão funciona como uma lupa, ela amplifica as coisas boas. Também o torna mais consciente de quais pessoas e coisas são importantes para você. Como resultado, você automaticamente deseja dedicar mais atenção e tempo a elas, resultando em uma vida mais feliz. De acordo com Watkins, para implementar essa maneira de ver a vida, é necessário fazer esses exercícios regularmente.

Um exemplo; Martin Seligman descreve o Exercício das Três Bênçãos Diárias:

Dedique a este exercício de cinco a dez minutos à noite, durante uma semana. Pense no dia e em três coisas que deram certo, pelas quais você foi grato ou que foram apenas agradáveis. Coisas pequenas, coisas grandes. Pegue um caderno ou diário (ou abra um aplicativo como o Gratitude Journal ou HappyFeed) e anote as três coisas que deram certo. Pense também em por que você acha que essas coisas aconteceram e por que isso fez você se sentir bem. Depois de uma semana, releia o que você escreveu. O que você sente quando lê isso? Talvez você veja padrões na natureza das coisas ou nos sentimentos que tem. Faça isso por algumas semanas. Depois de um tempo, pode se tornar um hábito.

Talvez você faça isso uma vez por semana, ou uma vez por mês. Pode ser que você perceba que tem um efeito real e prestará mais atenção nas coisas que estão indo bem quando elas acontecerem. Além disso, você fica com um sentimento de gratidão. Você exercita, por assim dizer, seu "músculo de gratidão!"

Um grande obrigado!

Tom Dozier afirma que as pessoas são beneficiadas ao agradecer seus cérebros reptilianos depois de terem vivenciado uma situação de gatilho. Ele concorda que isso soa um pouco idiota, mas que muitas pessoas já se beneficiaram com isso. Funciona da seguinte maneira:

Seu cérebro reptiliano tem uma grande influência sobre a misofonia. Este cérebro capta o som do gatilho como um perigo por engano, no entanto, o cérebro reptiliano é seu melhor amigo, porque sem seu funcionamento adequado, você morreria. Essa parte do cérebro controla todos os processos automáticos do corpo. Com ele você pode pensar em respirar, engolir ou suar. Uma reação de choque também é produzida por seu cérebro reptiliano, que te ajuda a se adaptar e a se proteger do mundo ao redor. Quando você ouve um som de gatilho, o cérebro grita "perigo!", então você reage. De acordo com Dozier, o truque é falar com seu cérebro reptiliano. Na versão longa, você diz: "cérebro reptiliano, sei que você está tentando me proteger. Mas o que você acabou de ouvir não era realmente uma ameaça à vida, mas obrigado mesmo assim!." A versão resumida diz o seguinte: "não tem ameaça, mas obrigado mesmo assim!" Dessa forma, você usaria o poder positivo de um reflexo de agradecimento e o cérebro reptiliano ligaria a experiência física positiva de agradecimento a um som de gatilho. Dozier aconselha um grande e verdadeiro obrigado. Não custa nada tentar!

Ajustes aos padrões

A UMC de Amsterdã dá como uma dica, entre outras, ajustar seus padrões. Quanto mais padrões você tiver, mais frequentemente você terá que verificar se eles estão sendo atendidos e isso é cansativo e causa muita agitação. A UMC oferece um exercício no qual você pode investigar como voltar a ter uma sensação agradável ao comer com outras pessoas e o que pode ser adquirido se você permitir um pouco mais aos outros. Adoro isso!

Mude sua situação alimentar. Menos atenção será dada aos sons misofônicos se você estiver ocupado fazendo outras coisas. Além disso, você pode reduzir a previsibilidade dos sons.

Exemplos:
- mudar as mãos de seus talheres;
- comer no escuro;
- comer com pauzinhos;
- comer com uma venda.

Você também pode optar por uma mudança de cenário:
- piquenique no chão;
- comer na escada;
- sentar à mesa vestido para festa.

Adicionar uma tarefa que requer atenção:
- ter um hamster correndo na mesa;
- convidar pessoas;
- ficar passando uma bola com os pés por baixo da mesa.

E este é o melhor! Ajuste a situação alimentar de forma que os padrões não sejam mais alcançáveis. Então, você não precisa se preocupar com as regras, porque não existem. É um pouco extremo, mas parece funcionar bem:

- comer sem talheres;
- comer sem as mãos;
- passar um pedaço de comida para a pessoa ao seu lado;
- colocar papel alumínio na mesa, comer da mesa sem talheres ou pratos (uau, espaguete!);
- beber de uma jarra ao invés de um copo;
- brincar de restaurante três estrelas com serviço, decoração e regras de etiqueta.

Aproveite!

Dê uma olhada nos grupos do Facebook
No Facebook, você encontrará grupos privados para quem sofre de misofonia. Não é para todos, mas alguns de nós encontrarão reconhecimento, compreensão, as últimas notícias sobre o tema e dicas:

Misofonia – Síndrome (grupo em português)
https://www.facebook.com/groups/misofoniapt/

Grupos em inglês:
Misophonia, Parents of Children with misophonia
https://www.facebook.com/groups/620276931320095

Misophonia International Support Group
https://www.facebook.com/groups/misophoniainternational

Misophonia Treatment Tracker
https://www.facebook.com/groups/110089269684258

Misophonia: Selective Sound Sensitivity Syndrome (4S)
https://www.facebook.com/groups/299375912551

Misophonia Treatment and Management
https://www.facebook.com/groups/misophoniatreatment

Misophonia Support Group
https://www.facebook.com/groups/misophoniasupport

Misophonia: coping and solutions
https://www.facebook.com/groups/601611293217471
Gosto especialmente deste último grupo, por causa de sua abordagem positiva. Reclamações ruins são proibidas e os gatilhos só devem ser mencionados quando oferecidos com uma técnica de enfrentamento (coping), com foco em pesquisas médicas ou relatos da experiência das pessoas com planos de tratamento.

Dicas para entes queridos:

• Pare de pensar na pessoa com misofonia como o problema e comece a pensar na própria misofonia como o problema. Essa forma de enxergar as coisas pode criar espaço para trabalharem juntos como casal ou como família e encontrar formas de administrar melhor a doença.
• Por favor, entenda que as reações não são intencionais!
• A misofonia é sobre ficar com raiva de um som, não da pessoa que o faz. A raiva não vem do misofônico, mas de sua

condição. Pode ajudar pensar que a condição é responsável pela raiva.

• É importante ter empatia e levar o misofônico a sério, pois isso costuma diminuir a misofonia. Não vá ao extremo quando se trata de evitação, mas mantenha o nível suportável.

• **Pare já com a produção deliberada de sons!!!!!!** A exposição é contraproducente e muito estressante para o misofônico!

Dicas gerais

Como você explica a alguém do que se trata a misofonia?

Tom Dozier descreve a importância da comunicação adequada na hora de explicar o que é a misofonia (fonte científica 11). "Não suporto esse som" ou "estou incomodado com esse som", de forma alguma expressam a carga do que realmente é a doença! O problema é que todos pensarão que sabem o que isso significa, pois quase todo mundo fica incomodado com algum tipo de som, com o gato do vizinho ou outros tipos de barulho. Use a palavra "gatilho" e o ouvinte provavelmente perguntará o que você quer dizer exatamente quando usa essa palavra. Você pode explicar que não é o caso de apenas não gostar de um determinado som, pois todos nós temos coisas de que não gostamos, mas que um gatilho e seu efeito são completamente diferentes de simplesmente coisas de que não gostamos. Você pode dizer que tem um distúrbio e, ao ouvir um gatilho, não consegue se concentrar em mais nada por causa das emoções extremas. A reação a um som de gatilho pode parecer uma reação irracional de uma pessoa intolerante para pessoas que não sabem nada sobre o transtorno. Chame a reação de reflexo, porque a maioria das pessoas entende que um reflexo é uma reação involuntária a um gatilho externo. Em geral, as emoções são vistas como algo que você pode e deve controlar, mas um reflexo é incontrolável.

Não ataque o outro

Quando o som do gatilho for causado por um ser humano, tente não atacar a pessoa verbalmente. Isso torna a reação menos pessoal e, portanto, menos dolorosa para ambos. Diga algo sobre o som e não sobre a pessoa. Por exemplo, não diga: "você está me deixando louco com esse som", mas sim: "esse som me deixa louco."

Fale sobre isso

Ter a coragem de discutir sua condição com aqueles que mais a desencadeiam com gatilhos, provavelmente será de grande valor. A maioria das pessoas vai querer ajudar a minimizar seu desconforto, mesmo que às vezes se esqueçam ou não percebam o que estão fazendo, elas podem não te levar tão a sério. Falar sobre a doença geralmente tira um pouco da tensão.

Ursula (44)

"É tão difícil compartilhar minha aversão a sons de mastigação com os outros. É meu problema e é isso, acho que as pessoas deveriam poder comer normalmente. Por não falar sobre isso, nada se resolve. Esse é um dilema. Meus amigos sabem, temos planos de sair de férias para Ibiza juntos. Um deles disse: 'espero que você não vá estourar nossos miolos quando comermos.' Eu rio disso, mas tenho esses pensamentos agressivos mesmo, preferia bater em alguém! Felizmente, é apenas um impulso. Tento recuperar o controle dos meus pensamentos e sentimentos imediatamente. Faço isso iniciando um diálogo comigo mesma, fazendo barulho ou mudando minha atenção. Nem sempre funciona, e fugir do barulho é o melhor que posso fazer. Eu fumo, e isso geralmente é uma boa fuga."

Diário

Mantenha um diário da misofonia. Registre quem é o principal responsável pelos sons do gatilho, com que som essa pessoa o aciona, quando acontece, o que você sentiu antes, durante e depois do incidente, o que piorou, melhorou e assim por diante. Ao manter esse diário, você provavelmente conseguirá obter mais controle sobre sua misofonia a longo prazo.

Sorria!

A sabedoria "um dia sem riso é um dia que não se vive", adorna muitas paredes em muitas casas. E isso não é à toa: rir é saudável. Quando fazemos xixi nas calças de tanto rir, dopamina e endorfinas são produzidas em nosso cérebro, essas duas substâncias aliviam a dor e nos fazem sentir bem. Vários estudos mostram que rir tira o estresse, fortalece o sistema imunológico e reduz a pressão arterial. Alguns pesquisadores até afirmam que rir tem o mesmo efeito saudável que correr. Use o humor como uma válvula de escape ou pelo bem de sua saúde. Sorria!

Emma (32) nas redes sociais
"Gente, comprem uma air fryer! Cabe pouca coisa nela, demora muito e faz um barulhão. Não tive um segundo dos meus problemas de misofonia esta noite, haha! Para mim, foi relaxante aquele zumbido e tive que levantar umas dez vezes para fazer uma nova porção."

Por último, mas não menos importante: se programe e deixe a energia positiva entrar
Wouter diz tudo:

"Para reduzir a misofonia, tento manter meu nível de estresse o mais baixo possível. Comecei a correr e a fazer exercícios respiratórios. Minha frequência cardíaca cai e fico relaxado, meu corpo fica mais calmo, assim como minha mente.

Também percebi que planejar os períodos de descanso é importante para mim, por exemplo: meus sogros são pessoas amáveis, mas comer com eles é um desastre completo. Eles não entendem a misofonia. A perspectiva de passar três dias em uma casa de férias com eles, portanto, causa muito estresse antecipadamente. Se eu programar imediatamente momentos em que permito me retrair nesses dias, já diminui muito a tensão.

Exercícios e meditação, portanto, são importantes para mim. Assim como o uso de energia positiva. Você também pode continuar se incomodando e reclamando, a energia negativa que você coloca nisso pode ser colocada em você de uma maneira melhor e, ao fazer isso, você encontra uma maneira de lidar com isso. O mundo exterior definitivamente não vai mudar; os sons nunca irão embora."

Apps

Calm

Sono, meditação e relaxamento estão ao seu alcance com Calm, um aplicativo popular de atenção plena. Essas meditações guiadas são perfeitas para iniciantes pois são realizadas por meio de praticantes experientes, e você pode escolher quanto tempo vai dedicar ao aplicativo a cada dia. O sono é importante no controle do estresse, mas também é uma das primeiras coisas que se tornam problemáticas quando você está ansioso. Além de uma variedade de meditações diárias, Calm apresenta sons da natureza e histórias de dormir para ajudar a acalmá-lo para um sono relaxado.

Colorfy

Colorfy é um livro de colorir para adultos, trazido para o meio digital. Com uma seleção de imagens e mandalas para escolher, ou a opção de carregar seus próprios esboços para colorir, você pode passar horas em um estado de fluxo ou meditação focada por meio deste aplicativo. Concentrar sua atenção nos belos designs pode desviar a atenção de seus pensamentos ansiosos e ajudá-lo a se acalmar.

Melodias Relaxantes (Relax Melodies)

Melodias relaxantes e sons para descontrair.

Sons da Natureza, Relaxar e Dormir (Nature Sounds Relax Sleep)

Os sons da natureza para o descanso tão necessário!

Breathwrk

Se você tem ansiedade, provavelmente já tentou um ou dois exercícios respiratórios para ajudar a se acalmar. O aplicativo Breathwrk leva a ciência dos exercícios respiratórios ainda mais longe, organizando uma coleção de exercícios respiratórios com base em seu objetivo: adormecer, sentir-se relaxado, sentir-se energizado e aliviar o estresse.

Buddhify

Aplicativo lindamente desenhado com mais de oitenta meditações, adaptado ao que você está fazendo naquele momento; de esportes e almoço a viajar e salas de espera. Buddhify é o único aplicativo de meditação projetado para se encaixar em um estilo de vida moderno e agitado. Conhecido por sua beleza e incrível custo-benefício, é adorado e usado em todo o mundo.

Stop, Breathe and Think

Este aplicativo gratuito e premiado torna a meditação regular e prática com atenção plena e a (auto) compaixão não apenas muito mais fáceis, mas acima de tudo, divertidas. Se você praticar regularmente, será muito beneficiado.

White Noise Lite

Ruído branco. Ajuda a dormir, bloqueando as distrações, relaxa e reduz o estresse.

Os benefícios de ter misofonia

Opaaaa, "benefícios" da misofonia? Sim, eles existem! Basta querer enxergá-los.

Hannah (15)
"A misofonia não é só um porre. Acho que tudo o que passamos juntos, também me ajudou a ter um melhor entendimento com meus pais. Por meio da terapia, posso ver que sua mentalidade pode ajudá-lo a seguir em frente. Isso não se aplica apenas a lidar com esse transtorno, mas se aplica a muitas coisas na vida. Você sempre pode dizer não, você tem que arriscar."

Liam (52)
"Vejo a misofonia não tanto como um distúrbio, mas como uma consequência da alta sensibilidade. Isso tem enormes desvantagens, mas agora também vejo suas vantagens. Ao contrário de outros misofônicos, por exemplo, adoro ouvir minha namorada respirando ao meu lado. Isso é uma espécie de "orgasmo." Tem um efeito relaxante, me acalma. Também me ajuda a me retrair e me concentrar. Como escritor, isso ajuda. Sabe, não há coisas boas ou ruins. Eu me conheci bem e fui capaz de dar à minha vida uma nova direção. Porque mais cedo ou mais tarde você será forçado a fazer coisas completamente diferentes."

Wouter Monden (37)
"Não sei como eu seria sem a misofonia, é difícil dizer. De qualquer forma, agora sei que posso trabalhar com estímulos e sei que sou capaz de me orientar. A misofonia me ajudou a achar a paz interior. Eu me encontro bastante

relaxado neste momento, não reajo mais imediatamente aos gatilhos. Isso é o que aprendi."

relaxado neste momento, não reajo mais imediatamente aos gatilhos. Isso é o que aprendi."

Reflexões da autora III

Em 22 de março de 2018, a UMC de Amsterdã organizou o primeiro simpósio sobre misofonia da Holanda (em Amsterdã), no momento para promover o psiquiatra Arjan Schröder no campo da misofonia. Lá estava ele, no palco, sob a luz dos holofotes. Microfone na frente de sua boca, uma grande maçã brilhante em sua mão. Segurando-a claramente visível para todos. OK! Meu cérebro está girando em alta velocidade, começo a ter uma conversa comigo mesma em silêncio. Merda, ele não vai fazer isso, vai? Ele não pode fazer isso e, se alguém sabe que não pode fazer, esse alguém é ele! Se ele fizer, vou embora imediatamente.

Não consigo mais acompanhar a história. Só quando a maçã, intocada por seus dentes, desaparece do palco, fico em paz. Fico curiosa para saber quantas pessoas no salão, que acho que são principalmente misofônicas, conseguiram acompanhar 100% de sua palestra.

A propósito, é muito especial, um salão cheio de outros misofônicos. Tudo começou bem, estávamos sentados quando o barulho do plástico atrás de mim me fez virar imediatamente. A senhora em questão ganhou Aquele Olhar. A vantagem de pessoas com ideias semelhantes é o reconhecimento, pois ela entendeu imediatamente, parou com o barulho de plástico e pediu desculpas. Ouvi risos ao meu redor, os que estavam perto de mim relataram que também queriam se virar para reclamar com a senhora, mas não conseguiram. Eu os aplaudo! Bem, ao lado do meu parceiro estava um senhor, um do tipo nervoso. Durante o simpósio, meu amor tirou fotos com seu telefone celular. Seu vizinho de cadeira, amigável mas irritadiço, pediu-lhe que parasse de fazer isso, pois estava incomodado com o piscar da tela.

Momentos depois, o mesmo homem voltou-se para o vizinho de trás. Não tenho ideia do que se tratava, mas o cara claramente não estava de bom humor e eu ouvi muitos chiados.

Durante o intervalo, o coelho saiu da cartola! O homem em questão estava muito aflito, tirou um fone de ouvido de sua bolsa para mostrar a nós. Era caro, do tipo que elimina qualquer ruído ambiente. Ele nos contou que estava preso em casa há quatro anos, porque não podia mais trabalhar por causa da doença. Disse que metade de sua família sofria e que ele se considerava intratável, dada sua idade avançada e o alto grau de misofonia. Sentimos pena dele; ele estava claramente passando por um momento muito difícil. A ida ao simpósio, mas também a participação nele, custou-lhe muito. Ele visivelmente não era o único. Mas, aparentemente, o simpósio foi motivo suficiente para muitos superarem o medo de antecipação e comportamento de evitação. Talvez, como eu, esperando novidades positivas sobre pesquisas e possíveis soluções ou talvez apenas para experimentar como é estar com muitos especialistas por experiência. De qualquer forma, eu estava em um lugar cheio de pessoas corajosas. Foi maravilhoso.

Renske Schut

Capítulo 5: Pesquisa

Como já foi dito, relativamente pouco se sabe sobre a misofonia. Um pequeno número de estudos investigou o transtorno e a relação entre as respostas subjetivas e comportamentais na misofonia, e as respostas correspondentes no cérebro e no sistema nervoso. Esses estudos começaram a identificar possíveis mecanismos psicofisiológicos neurais e periféricos subjacentes à misofonia. Alguns estudos já foram mencionados e brevemente explicados ao longo deste livro.

A gravidade dos sintomas da misofonia está associada a um pior controle cognitivo quando exposto a sons de gatilho (E. Daniels, A. Rodriguez, D. Zabelina, 2020)
Este estudo investiga até que ponto a gravidade dos sintomas da misofonia está ligada ao controle cognitivo em circunstâncias de indução aos sintomas em uma amostra de população em geral. 79 participantes completaram uma medida de controle cognitivo - uma tarefa de nomeação de cores de Stroop, que consiste em estímulos congruentes e incongruentes, e requer a inibição de uma resposta predominante (ler uma palavra) a serviço de uma resposta menos predominante (nomear uma cor), enquanto ouve sons de gatilho ou sons universalmente desagradáveis. A sensibilidade ao som da misofonia e os comportamentos emocionais dos participantes em relação aos sons de gatilho foram avaliados por meio do Questionário de Misofonia. As reações comportamentais emocionais mais fortes aos sons de gatilho foram significativamente associadas ao maior efeito Stroop quando os participantes foram expostos aos sons de gatilho, mas não quando foram expostos aos sons

universalmente desagradáveis. Esse efeito se manteve estável nas características de personalidade de neuroticismo e se manteve em níveis basais de ansiedade. Tanto a sensibilidade elevada ao som da misofonia quanto os comportamentos emocionais em relação aos sons de gatilho se correlacionaram significativamente com uma ansiedade autorrelatada elevada ao realizar a tarefa Stroop. No entanto, apenas comportamentos emocionais elevados em relação aos sons de gatilho foram associados a níveis de ansiedade mais elevados no início do estudo, sugerindo que as pessoas que experimentam emoções mais fortes e reações comportamentais aos sons da misofonia podem ter maior ansiedade em um nível considerável.

A Misofonia está Associada à Atividade Cerebral Alterada no Córtex Auditivo e na Rede Saliente (A. Schröder et al., 2019)

Schröder e outros colegas conduziram um estudo com a intenção de medir as respostas neurais, fisiológicas e comportamentais a estímulos auditivos e visuais em pacientes com misofonia versus indivíduos de controle. Eles apresentaram três situações durante a ressonância magnética funcional, incluindo clipes de vídeo com elementos misofônicos, situações violentas ou nojentas e situações neutras. Eles fizeram isso usando eletrocardiogramas para monitorar mudanças fisiológicas e também implementaram medidas de autoavaliação para monitorar a resposta emocional. Os resultados revelaram que os estímulos auditivos e visuais foram responsáveis por aflorar emoções e excitação fisiológica, como o aumento da frequência cardíaca ou a raiva em misofônicos. As respostas também parecem estar associadas ao aumento da ativação do córtex auditivo e da Rede Saliente. Novamente, a Rede Saliente pesquisa e detecta quais estímulos sensoriais são relevantes e merecem nossa atenção.

Além disso, eles observaram hiperatividade dentro do córtex temporal superior direito, que desempenha um papel fundamental na atenção auditiva e no processamento emocional de estímulos auditivos. Os autores também relataram que, embora vídeos nojentos ou ofensivos tenham sido considerados ofensivos por ambos os grupos, o que seria de se esperar, os vídeos com elementos misofônicos foram considerados aversivos apenas pelo grupo misofônico. Os autores resumiram suas descobertas em observar que elementos misofônicos provocaram emoções adversas e excitação fisiológica e que a exposição repetida aos mesmos elementos ao longo do tempo provavelmente amplifica a Rede Saliente emocional, onde nosso cérebro diferencia estímulos emocionalmente relevantes de irrelevantes para permitir uma resposta comportamental adequada. Os pesquisadores também observaram que esse processo provavelmente reflete em uma resposta condicionada onde, inicialmente, os estímulos neurais tornam-se cada vez mais intensificados e aversivos, causando hipervigilância. Isso é ainda evidenciado pela sensibilização do córtex auditivo.

Investigando a Misofonia: Uma Revisão da Literatura Empírica, Implicações Clínicas e uma Agenda de Pesquisa (R. Rouw, J.J. Brout, M. Erfanian, S. Kumar et al., 2017)
Em 2017, Kumar publicou um estudo inovador destacando que a misofonia é um distúrbio orgânico do cérebro. A pesquisa demonstrou o aumento da excitação do sistema nervoso autônomo e da resposta fisiológica, bem como diferenças cerebrais funcionais em pacientes com misofonia.

Kumar encontrou aumento da ativação da conectividade insular anterior e funcional anormal dentro do córtex pré-frontal ventromedial, córtex medial posterior e várias regiões do cérebro envolvidas no processamento e regulação emocional. O aumento da ativação do córtex insular anterior bilateral foi um achado importante, porque é considerado uma base central da Rede Saliente, que é responsável pela consciência interceptiva e pelo processamento emocional e atencional, onde inconscientemente diferenciamos entre ameaçador e não ameaçador ou estímulos relevantes e irrelevantes. Kumar formulou a hipótese de que os misofônicos interpretam erroneamente e atribuem maior relevância ou significado para elementos de gatilho que os indivíduos de controle. Além disso, uma maior mielinização da matéria cinzenta foi observada no córtex pré-frontal ventromedial, área do cérebro que desempenha um papel fundamental no processamento e regulação de emoções como medo, empatia e em tomar decisões rápidas. É também uma base central da rede de modo padrão, que está envolvida na recuperação de memórias e aprendizagem associativa, e influencia várias outras áreas do cérebro responsáveis pela regulação emocional, como a amígdala, que processa a detecção de ameaças. O estudo concluiu que a conectividade funcional anormal resulta em uma percepção alterada da consciência do estado corporal e na atribuição de saliência anormal para certos sons, o que faz com que os pacientes interpretem erroneamente os sons de gatilho, de forma que os percebem como ameaçadores ou tóxicos.

Um Estudo em Grande Escala da Misofonia (R. Rouw & M. Erfanian, 2017)

R. Rouw e M. Erfanian publicaram um estudo em grande escala que pesquisou mais de 300 participantes online com origens culturalmente diversas, incluindo até 36 nacionalidades diferentes. Eles usaram escalas de classificação de autoavaliação subjetiva para determinar como as sensações físicas comuns e as respostas fisiológicas estavam presentes entre aqueles com misofonia. Eles observaram que as três reações físicas mais comumente relatadas incluíam músculos contraídos, aumento da temperatura corporal, pressão arterial e frequência cardíaca, e percepção de aumento da pressão intracorporal. Outras sensações físicas também foram relatadas em toda a literatura, mas em quantidade bem menor, como suor nas mãos e dificuldade para respirar. Curiosamente, os participantes notaram que os gatilhos eram piores quando estavam cansados e melhoravam quando eram capazes de localizar a origem do som. Infelizmente, até um quinto dos participantes relatou pensamentos suicidas, destacando a vulnerabilidade emocional dessa população.

Os autores também avaliaram como os sons de gatilho afetaram a qualidade de vida, com 88% relatando evitar outras pessoas, 87% possuindo dificuldade com a atenção e 74% comentando que se sentiam hiperconcentrados no som que, de outra forma, deveria ser filtrado como sendo apenas um som ambiente. Em relação à progressão dos sintomas, 77% indicaram que seus sintomas pioraram progressivamente desde o início. Os participantes também foram questionados se algum membro da família apresentava sintomas ou comportamentos semelhantes e quase um quarto ou, 22%, responderam que sim. Um estudo de caso interessante foi publicado no Jornal Brasileiro de Otorrinolaringologia em

2018, que documentou uma família com 15 membros em três gerações, com idades entre nove e 73 anos, que foram identificados como tendo comportamentos e sintomas consistentes com o diagnóstico da misofonia.

Além disso, os autores indagaram sobre as condições coexistentes. As condições mais comumente relatadas incluíram transtornos relacionados à ansiedade, que coocorreram em uma prevalência de transtorno de estresse pós-traumático de 13%, e transtorno de déficit de atenção e hiperatividade, cada um com uma coocorrência de 12%.

Potenciais Evocados Auditivos N1 Diminuídos para Estímulos Excêntricos em Pacientes com Misofonia (A. Schröder et al., 2014)

Schröder e colegas conduziram o primeiro estudo neurobiológico usando potenciais evocados auditivos para explorar o envolvimento do sistema de processamento auditivo inicial nos misofônicos. Eles usaram os potenciais evocados auditivos como um paradigma excêntrico para avaliar a integridade do sistema nervoso auditivo central, o que significa que os participantes ouviram ativamente os estímulos auditivos repetitivos com melodias excêntricas raras que ocorriam aleatoriamente durante a avaliação. Os autores encontraram uma amplitude menor para o marcador do gerador neural registrado e N1 em misofônicos versus indivíduos de controle saudáveis, mas nenhuma diferença significativa foi observada para os componentes P1 e P2.

N1 representa principalmente a capacidade subatenta do paciente de detectar uma mudança, o que nos permite alterar reflexivamente nosso foco em direção a informações auditivas mais relevantes. Em última análise, o estudo sugeriu a possibilidade de uma deficiência básica no processamento auditivo e nas habilidades de atenção auditiva entre aqueles com misofonia. Embora mais pesquisas sejam necessárias para descartar algumas variáveis confusas no que se refere ao humor e às condições psiquiátricas, o autor sugeriu que esse achado pode levar a um possível marcador neurofisiológico para identificar a condição.

Critério de Diagnóstico da Misofonia para Novo Transtorno Psiquiátrico (A. Schröder, N. Vulink, D. Denys, 2013)

Em 2013, Schröder e colegas propuseram os primeiros critérios diagnósticos para misofonia com a intenção de classificar a condição como um transtorno psiquiátrico independente. Esses critérios diagnósticos não foram amplamente implementados ou universalmente aceitos. Os critérios de diagnóstico consistem em seis requisitos, incluindo a presença ou antecipação de um som gerado por humanos, que provoca uma resposta emocional e física adversa, começando com irritação ou aversão e instantaneamente se transformando em raiva. Os autores também observaram estímulos de gatilhos comuns, e as três principais respostas incluíram 81% desencadeados por sons de mastigação, 64% por respiração alta ou sons nasais e 60% por sons de dedos ou mãos, como cliques de caneta ou toques no teclado.

O segundo critério era de que a resposta emocional provoca uma imensa sensação de perda do autocontrole com explosões potencialmente agressivas. O terceiro era que o indivíduo estava ciente de que a reação emocional e a aversão eram desproporcionais, irracionais e consideradas excessivas. O quarto critério é tentar evitar os gatilhos, pois se não conseguir fazer isso, o indivíduo pode sentir intenso desconforto, raiva ou aversão. O quinto critério sugeriu que a resposta emocional e as tendências de evitação causaram interferência significativa e angústia na vida diária quando essas pessoas são forçadas a interagir com outras. O último critério especificado foi de que a reação da pessoa não era melhor explicada por uma condição médica ou psicológica alternativa, como transtorno obsessivo-compulsivo ou transtorno de estresse pós-traumático.

Misofonia: Investigação Fisiológica e Descrição de Casos (Edelstein et al., 2013)

Edelstein e associados foram os primeiros a estudar medidas psicofisiológicas em pacientes com misofonia. Eles mediram a produção de suor usando respostas de condutância da pele para indicar excitação fisiológica e reatividade do sistema nervoso simpático para estímulos auditivos e visuais específicos. Eles descobriram que as avaliações subjetivas aversivas e as respostas de condutância da pele estavam ambas elevadas em resposta a estímulos apenas auditivos no grupo misofônico versus o grupo de controle. Eles não observaram nenhuma diferença entre os grupos em relação aos estímulos apenas visuais. Os autores também descobriram que os misofônicos não foram afetados quando os gatilhos foram produzidos pela própria pessoa e confirmaram que a maioria dos gatilhos estava relacionada ao comportamento de outras pessoas.

Fontes

Fontes Científicas:

1. https://doi.org/10.1371/journal.pone.0231390

2. PLOS One, 'Misophonia: Diagnostic Criteria for a New Psychiatric Disorder', 23 januari 2013, A. Schröder, N. Vulink en D. Denys

3. https://www.researchgate.net/publication/312166994, American Journal of Psychology, 'Phenomenology of Misophonia: Initial physical and emotional responses', januari 2017, T. Dozier, K. Morrison

4. Frontiers in human neuroscience, 'Investigating Misophonia: A Review of the Empirical Literature, Clinical Implications, and a Research Agenda', 7 februari 2018, R. Rouw, J.J. Brout, M. Erfanian, S. Kumar et al.

5. N. Vulink, Misofonie: het eerste symposium, De Brakke Grond Amsterdam, 22 maart 2018

6. Understanding and Overcoming Misophonia, 2nd edition: A Conditioned Aversive Reflex Disorder T. Dozier (2017)

7. PLOS One, 'Misophonia: Diagnostic Criteria for a New Psychiatric Disorder', 23 januari 2013, A. Schröder, N. Vulink en D. Denys

8. Frontiers in human neuroscience, 'Investigating Misophonia: A Review of the Empirical Literature, Clinical Implications, and a Research Agenda', 7 februari 2018, R. Rouw, J.J. Brout, M. Erfanian, S. Kumar et al.

9. Misophonia: Diagnostic Criteria for a New Psychiatric Disorder', 23 januari 2013, A. Schröder, N. Vulink en D. Denys

10. American Journal of Psychology, 'Phenomenology of Misophonia: Initial physical and emotional responses', januari 2017, T. Dozier, K. Morrison

11. Emmons R, McCullough M. Counting Blessings Versus Burdens: An Experimental Investigation of Gratitude and Subjective Well-Being in Daily Life. Journal of Personality and Social Psychology 2003, Vol. 84, No. 2, 377–389
12. Understanding and Overcoming Misophonia, 2nd edition: A Conditioned Aversive Reflex Disorder, T. Dozier (2017)

Livros:
- Understanding and Overcoming Misophonia, 2nd edition: A conditioned Aversive Reflex Disorder, Thomas H. Dozier
- Relaxation techniques, Dr. Sarah Brewer, 2004

Websites:
www.aandachttraining.info
www.amsterdamumc.nl
www.audiologyonline.com
www.barendspsychology.com
www.bigthink.com
www.comparecamp.com
www.edumax.nl
www.encyclo.nl
www.facebook.com
www.frontiersin.org
www.gezondheidsnet.nl
www.healthline.com
www.hear-it.org
www.henw.org
www.hoorzaken.nl
www.humo.be
www.hypnoseinstituutnederland.nl
www.medicalfacts.nl

www.medicalnewstoday.com
www.medicinenet.com
www.mens-en-samenleving.nl
www.mijngezondheidsgids.nl
www.misophonia.com
www.misophoniainstitute.org
www.misophoniainternational.com
www.misophoniatreatment.com
www.misophonia-uk.org
www.nrc.nl
www.plosone.org
www.positievepsyche.nl
www.psychologiemagazine.nl
www.psychologytoday.com
www.researchgate.net
www.restovanharte.nl
www.sciencedirect.com
www.scientias.nl
www.sportrusten.nl
www.tinnitus.org
www.verenigingmisofonie.nl
www.vgct.nl
www.who.int/
www.wijzijnmind.nl
www.yoganederland.nl

Follow-up e Agradecimentos!

Ainda não há muita informação sobre a misofonia. Ao menos, ainda não reunida em um só lugar. Após investigar um pouco, parecia haver uma grande necessidade disso, que se deve principalmente ao fato de que muitos misofônicos tiveram uma vida inteira na qual se sentiram incompreendidos e sozinhos com seu problema. Sei que isso soa um pouco como um dramalhão, mas a credibilidade e o reconhecimento são como uma festa para quase todos os misofônicos. Uma festa sem salgadinhos, claro! Não somos loucos. E, se algum dia for descoberto que somos lunáticos, pelo menos seremos muitos.

Decidi escrever um livro sobre misofonia que reunisse o maior número possível de facetas do transtorno de uma forma acessível. O ponto de partida foi ganhar mais compreensão no círculo social imediato, mas também no local de trabalho, por exemplo. Com o objetivo de fazer desaparecer a vergonha e aumentar a conscientização sobre o transtorno. Quero conscientizar as pessoas "saudáveis" de que a misofonia é física e psicologicamente estressante, e que nossas (contidas) explosões de raiva também não são nossa escolha. Além disso, espero que este livro contribua para a consciência de que mais pesquisas são necessárias. E como seria bom se este livro contribuísse, mesmo indiretamente, para um tratamento para todos nós!

Este livro nunca poderia ter sido escrito sem a ajuda de muita gente, e por isso, gostaria de agradecer a todos. Em particular, gostaria de agradecer às pessoas com misofonia e suas famílias, que se dispuseram a contar seus relatos. Mesmo se sentindo vulneráveis, compartilharam suas histórias comigo. Nem todo mundo queria seu nome verdadeiro acima de sua história por medo de serem reconhecidos. As conversas foram geralmente abertas, mas especialmente difíceis para alguns deles. Um grande obrigado a todos vocês!!!!